Hobert   Algen- und Thalasso-Therapie

Ingfried Hobert

Algen- und Thalasso-Therapie

Gesundheit aus der Urkraft des Meeres

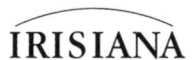

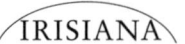

IRISIANA
Eine Buchreihe herausgegeben von
Margit und Ruediger Dahlke

Gewidmet *Astrid und Natalie*
in Dankbarkeit für ihre Geduld und ihr Verständnis
während der langen Winterabende, an denen
dieses Buch entstand.

Die Deutsche Bibliothek – CIP-Einheitsaufnahme
Hobert, Ingfried:
Algen- und Thalasso-Therapie : Gesundheit aus der Urkraft des
Meeres / Ingfried Hobert. – Kreuzlingen; München : Hugendubel, 1999
(Irisiana)
ISBN 3-7205-2087-0

© Heinrich Hugendubel Verlag, Kreuzlingen/München 1999
Alle Rechte vorbehalten

Umschlaggestaltung: Zembsch' Werkstatt, München
Produktion: Tillmann Roeder, München
Satz und Repro: SatzTeam Berger, Ellenberg
Druck und Bindung: Franz Spiegel Buch, Ulm
Printed in Germany

ISBN 3-7205-2087-0

Inhalt

Einleitung 7

Kapitel 1 Heilkraft aus den Tiefen des Ozeans 13

Das Meer – Ursprung allen Seins 13
Algen – die natürlichste aller Energiequellen 14
Die aktuelle Situation 16
Powernahrung Algen 18
Das Immunsystem 18
Mit mutigen Schritten in ein neues Zeitalter 21

Kapitel 2 Algen in ihrer ganzen Vielfalt 28

Die verschiedenen Algenarten 28
Makroalgen: Braunalgen, Rotalgen, Grünalgen 33
Mikroalgen: Spirulina, Chlorella und AFA 46
Der weltweite Einsatz von Meeresalgen 58
Ernte und Gewinnung 59
Verarbeitung der Meeresalgen 62

Kapitel 3 Algen auf dem Prüfstand 66

Die wichtigsten Algenbestandteile 66
Alginate, Chlorophyll und Phycocyanin 68
Bedeutung von Vitaminen und Mineralien aus Algen
  für den Körper 76
Beeindruckende Forschungsergebnisse 91

**Kapitel 4 Algen in der Medizin und ihre
praktische Anwendung** 104

Algen und Algenprodukte bei häufigen Erkrankungen 108
Algen bei Schilddrüsenunterfunktion 127
Algen bei Übergewicht 130

Algen in der Umweltmedizin	131
Algen in der Krebstherapie	134
Die Algenvitalisierungskur	137
Risiken und Nebenwirkungen	138

Kapitel 5 Thalasso-Therapie zu Hause genießen — 140

Algenanwendungen	140
Meerwasseranwendungen	146

Kapitel 6 Algen in der Küche — 150

Die japanische Küche	150
Das Algenmuseum von Hokkaido	151
Mit Algen kochen	154
Die wichtigsten Eßalgen im Überblick	156
Beispiele einiger schmackhafter Algenrezepte	158

Kapitel 7 Mehr als Algen — 161

Wie man die Heilkraft des Meeres noch verstärken kann	161
Entspannungsübungen	163
Praktische Tips für mehr Gesundheit und Lebenskraft	169
Homöopathie, Homotoxikologie und Thalasso-Therapie	171
Patienten berichten	172

Über den Autor	175
Wichtige Adressen	176
Literatur	179

Einleitung

Das Meer ist keine Landschaft, es ist das Erlebnis der Ewigkeit, des Nichts und des Todes, ein metaphysischer Traum.

Thomas Mann

Wer von uns hat nicht schon erlebt, wie erfrischend und kraftspendend oder gar heilend ein Spaziergang oder ein ganzer Urlaub am Meer ist.

Immer wieder zieht es viele von uns an die Küsten dieser Welt, wo wir das Leben in vollen Zügen genießen können und uns nach kürzester Zeit wie neugeboren fühlen.

Wir lassen den Alltag los, finden innere Ruhe, schlafen besser, sind nicht mehr so anfällig gegen Infektionen und haben das Gefühl, neue Kraft und Energie getankt zu haben.

Zu verdanken haben wir dies nicht nur dem Aufenthalt an der frischen Luft fern des Alltags, sondern in hohem Maße dem besonderen Meeresklima mit seinen zahlreichen gesundheitsfördernden Substanzen und Essenzen. Obwohl schon seit vielen Jahrzehnten große Fortschritte in der Erforschung der Ozeane und seiner unzähligen tierischen und pflanzlichen Bewohner gemacht worden sind, ist bislang nur ein Bruchteil dessen bekannt, was das Meer an Reichtum zu bieten hat.

Das Meer gleicht unserem Leben: Im ewigen Auf und Ab finden wir Kraft und Energie, in der Unruhe liegen Gleichmaß und Beständigkeit. Randvoll, fordernd und schöpferisch: So lehrt das Meer uns Geduld, gibt uns Ruhe und Sicherheit in seiner endlosen Weite.

Paracelsus

Weitreichende Erkenntnisse über die Heilwirkung des Meerwassers und der Meerespflanzen werden bereits seit Jahrhunderten gesammelt und von der Nahrungsmittelindustrie ebenso wie von der chemischen und pharmazeutischen Industrie in immer größerem Umfang genutzt. Viele Meeresbiologen behaupten, über

Algen alles Wichtige in Erfahrung gebracht zu haben. Dabei wissen bis heute nur wenige von dem wirklichen, unerschöpflichen Heilpotential bestimmter Algengattungen. Ihre vitalisierenden und gesundheitsfördernden Kräfte sind so erstaunlich, daß es mich immer wieder verwundert, daß die Alge in unserem Land noch immer eine so unbedeutende Rolle spielt.

Die vielen bislang zumeist in Japan und Frankreich gemachten Erfahrungen mit der Heilkraft dieser Algen bestätigen die zunächst von Philosophen aufgebrachte These einer enormen Urkraft, die den Algen innewohnt: eine Urkraft aus der Zeit der Schöpfung, eine noch heute schwingende Essenz aus der Zeit, in der das Leben begann. Es waren gerade diese ersten einzelligen Algenformen, die die ersten Bausteine des Lebens bildeten. Aus ihnen heraus entwickelte sich ein weitverzweigtes Netzwerk des Lebens auf der Erde. Philosophen und Wissenschaftler unterstellen diesen einfachsten aller Lebensformen eine in ihnen verankerte »Intelligenz«, eine Informationsstruktur, die nicht nur den Drang zur Weiterentwicklung zu höheren Lebensformen in sich trägt, sondern bereits die Grundmuster und Bausteine enthält für all das, was sich später aus ihnen entwickeln sollte – Grundbausteine, die gleich einem Werkzeugkasten jedem von uns zur Verfügung stehen, wenn es darum geht, gestörten Zellen notwendige »Ersatzteile« zur Verfügung zu stellen.

So entstanden erste einzellige Strukturen ohne Zellwände, aus denen sich im Laufe der Jahrmillionen größere Einzeller und schließlich mehrzellige Algen bildeten. Diese standen am Anfang der Nahrungskette. Aus ihnen entwickelten sich im Laufe der Zeit höhere Lebewesen, Tiere und schließlich der Mensch als vorläufige Krönung der bisherigen Evolution.

Alles Leben stammt aus dem Meer, sagte schon der griechische Arzt Hippokrates vor mehr als 2000 Jahren. Er hatte recht und zwar sogar in zweifacher Hinsicht: Der Ozean ist nicht nur die Wiege allen Lebens, sondern im Meerwasser findet sich zugleich eine ungeheure Vielfalt lebenswichtiger Nährstoffe, die dem körperlichen wie seelischen Heil des Menschen dienen können.

Nach alten chinesischen Überlieferungen wurden bereits 3000 Jahre vor Christus unter dem Kaiser Shen-Nung in China Schilddrüsenerkrankungen mit Algen behandelt.

Bei den Griechen und Römern, aber auch schon bei den Ägyptern, zählten Badekuren zu den ältesten medizinischen Behandlungsformen. In den Schriften von Hippokrates (460–377 vor Christus) finden sich bereits umfangreiche Behandlungshinweise bezüglich der entzündungshemmenden Wirkungsweise von Meerwasseranwendungen bei Rheumakranken. Im Abendland wird die Algenbehandlung erstmals 1750 beschrieben. Der englische Arzt Richard Russel behandelte erstmals Hautkrankheiten mit Algenauflagerungen. 1792 wird erwähnt, daß auf der Insel Norderney Algenbehandlungen durchgeführt werden. 1861 werden unter Kaiserin Eugénie Krankenhäuser gebaut, in denen Meeresbehandlungen durchgeführt werden. Dabei entspannt sich der Körper durch die natürliche Kraft des Meeres mit jeder Behandlung etwas mehr. Harmonie, Wohlbefinden und Vitalität durchfluten mit zunehmender Intensität den Körper und stärken ihn.

Der Begriff *Thalasso-Therapie* wurde 1867 von Labounardière, einem Arzt aus Arcachon, geprägt. Seitdem sind die Franzosen führend in der Erforschung der Meere und ihrer Heilwirkungen. Thalasso-Therapie hat ihren Ursprung im griechischem *thalasa* = das Meer und *therapeia* = die Pflege.

Labounardière erkannte die wohltuende Wirkung des Meerwassers, seiner Sedimente und seiner ersten Bewohner, den Algen auf den Menschen. 1893 entstand das erste Zentrum in Croisic nördlich der Loire-Mündung. Es folgte 1899 ein spezielles Thalasso-Therapieinstitut in Roscoff. Gründer war Dr. Louis Bagot, der ausschließlich Rheumakranke behandeln wollte. Seitdem gibt es weltweit über hundert Thalasso-Therapiezentren zur Behandlung insbesondere von Rheumaerkrankungen, von denen die meisten jedoch auch weiterhin in Frankreich an der Küste zu finden sind. Sie erforschen die Wirkungsweise des Meerwassers und der Meeresalgen auf ihre Inhaltsstoffe und ihre therapeutischen Wirkungen. Die sogenannte Regeneration mit und im Meerwasser empfinden vor allem imagebewußte Manager als Erholung und gar nicht mal so sehr als Therapie. Dennoch ist die Erholung kontrolliert: In Frankreich müssen Thalasso-Therapiezentren am Meer liegen, und es darf nur mit Meerwasser, Meersalz und anderen Meeresprodukten gearbeitet werden, die hohen Qualitätsnormen unterliegen.

Die moderne Thalasso-Behandlung greift tief in die Schatzkiste des Meeres und setzt dessen Kraft in Form von Wasser, Salz, Schlick, Sand, Algen und nicht zuletzt dem aerosolhaltigen Klima gezielt dazu ein, um die menschlichen Abwehrkräfte zu verbessern sowie den gesamten Organismus zu stärken und zu revitalisieren.

So erhöht eine Thalasso-Therapie, die individuell auf die Bedürfnisse des Erholungssuchenden abgestimmt ist, die Stoffwechselaktivität, entschlackt und entgiftet den Körper und erfrischt die Seele. Dabei spürt man die entspannende und belebende Wirkung von körperwarmen Meerwassergüssen, Hydromassagen und Algenbädern schon nach allerkürzester Zeit. Während die wohltuende Wirkung des Meerwassers in Form von verdünnten Meerwasserdrinks, Meerwasserbädern und Schlickanwendungen oder der salz- und jodhaltigen Meerluft auch in Deutschland längst erforscht und in den vielen Küstenheilbädern ihre praktische Anwendung findet, erreichen uns beinahe täglich neue Meldungen über wissenschaftliche Erfolge bei der Behandlung der unterschiedlichsten Krankheiten mit Algen. Sie sind heute in Ländern wie Frankreich oder Amerika schon längst wichtiger Bestandteil ganzheitlicher Therapiekonzepte. Bei uns ist man gerade erst dabei, die erstaunlichen Heilwirkungen der Algen zu entdecken.

Die Wirkung der verschiedenen Algenarten ist aufgrund ihrer Zusammensetzung vielfältig. Sie enthalten mehr Mineralsalze und Vitamine als jedes andere Naturprodukt und wirken somit nicht nur vorbeugend, sondern auch heilend. Algen stärken insbesondere das Immunsystem, senken Blutzucker, Harnsäure und Cholesterin, wirken kreislaufregulierend, verdauungsfördernd, atemwegsberuhigend und vitalisieren Haut, Haare und Nägel. Darüber hinaus besitzen sie die Fähigkeit, zu entgiften und zu entschlacken, wobei neben Fett insbesondere Giftstoffe wie z. B. Schwermetalle gebunden und ausgeschieden werden.

Zusammen mit Meerwasseranwendungen wirken sie hervorragend bei Streß, Abgespanntheit, Nervosität, Angstzuständen, aber auch bei vielen Verschleißerkrankungen, Rückenschmerzen, Rheuma und Gelenkerkrankungen. Immer mehr Anhänger der Thalasso-Therapie kommen wegen Bindegewebsschwäche und alternder Haut in die Therapiezentren an der französischen Atlantikküste.

Ihre starke, vitalisierende Wirkung und volle Heilkraft läßt sich besonders dann spüren, wenn es gelingt, die Algen als das Besondere zu würdigen, das sie wirklich sind, nämlich die Urbausteine des Lebens, die Träger des genetischen Codes unserer Existenz. Den Algen als den Trägern der Urmatrix des Lebens läßt sich eine weitere Wirkungsebene zuordnen. Diese ist in etwa vergleichbar mit der Wirkung der Blütenessenzen, die Dr. Edward Bach in vielen Publikationen ausführlich beschrieb. Da ich diese Wirkungsebene ebenfalls für sehr wichtig halte, möchte ich zum besseren Verständnis im zweiten Kapitel und bei der Beschreibung der AFA-Algen kurz auf einige globale philosophische Aspekte menschlicher Entwicklung eingehen (siehe dazu Seite 49 ff.).

Kapitel 1
Heilkraft aus den Tiefen des Ozeans

Alles Leben stammt aus dem Meer, und wer sich dem Meer öffnet, findet Anregung und Entspannung, wer die Schätze des Meeres erschließt und zu nutzen weiß, dem liefert es Nahrung und Wohlbefinden Hippokrates

Das Meer – Ursprung allen Seins

Vor vielen Milliarden Jahren war die Erde ein unfruchtbares unbewohnbares Ödland ohne lebenspendenden Sauerstoff, aber reich an Gasen wie Kohlendioxid, Schwefel, Methan und vielen anderen giftigen und lebensfeindlichen Dämpfen. Die Erde war glühend heiß und zunächst noch ohne Wasser.

Vor etwa dreieinhalb Milliarden Jahren war sie so weit abgekühlt, daß Regen entstehen konnte, und schließlich regnete es viele Jahrhunderte beinahe ununterbrochen. Durch den Regen kam es zu einer Vermischung der vielen Elemente, und in den entstehenden Urmeeren entstehen so erste Biomoleküle.

Irgendwann geschah etwas, das die Erde verändern sollte. Durch einen »göttlichen Funken« – vielleicht durch einen Blitz – kam es zur Bildung erster organischer Moleküle, aus denen nach vielen Jahrtausenden erste einzellige Lebensformen entstehen sollten. Diese Einzeller ernährten sich vom Licht der Sonne, dem Stickstoff der Atmosphäre und von den Mineralien im Wasser. Sie verwandelten Licht in Materie, in Zucker und Proteine – die Photosynthese nahm ihren Anfang. Als »Abfallprodukt« wurde der Stoff freigesetzt, der sich als Grundlage für die weitere Entwicklung des Lebens, als der eigentliche Startschuß für die Evolution erweisen sollte: Sauerstoff.

Die Organismen, die dieses Wunder vollbrachten und den Sauerstoff produzierten, waren Cyanobakterien, die man heute als blaugrüne Uralgen bezeichnet. Sie sind noch immer diejenigen Organismen, die die effektivste Photosynthese auf der Erde betreiben. Ihnen verdanken wir bis heute einen Großteil der Sauerstoffproduktion auf unserem Planeten. Sie befinden sich in jedem Tropfen Wasser und in jedem Kubikzentimeter fruchtbarer Erde.

Algen – die natürlichste aller Energiequellen

Drei Viertel des jährlichen Pflanzenwachstums auf der Erde gehen auf Pflanzen zurück, die im Meer leben, das 70 Prozent der Erdoberfläche einnimmt.

Von extrem großer Bedeutung ist in diesem Zusammenhang der Anteil von Sauerstoff im Meer. Während in der Luft das Verhältnis von Sauerstoff zu Stickstoff 21 zu 79 Prozent beträgt, befinden sich im Meerwasser bis zu 35 Prozent Sauerstoff und ca. 65 Prozent Stickstoff. Im Meerwasser wird Sauerstoff im Vergleich zur Luft also weit stärker angereichert. Algen liefern bis zu 90 Prozent der gesamten Sauerstoffproduktion unseres Planeten und könnten möglicherweise sogar 80 Prozent der erforderlichen Nahrungsmenge für die gesamte Weltbevölkerung liefern.

Algen, die nur aus einer einzigen Zelle bestehen, nennt man Mikroalgen. Sie stehen, wie oben bereits ausgeführt, am Beginn der Nahrungskette. Dies ist aufgrund der zunehmenden Umweltbelastung von besonderer Bedeutung, denn je höher man in der Nahrungskette aufsteigt, desto höher ist die Konzentration der von Menschenhand geschaffenen Giftstoffe, wie z.B. Herbizide, Pestizide, Schwermetalle oder radioaktiver Strahlung. So kann Rindfleisch z. B. eine bis zu 14mal höhere Belastung an Herbiziden und Pestiziden als Früchte und Gemüse aufweisen, da die Rinder in ihrem Fettgewebe die Schadstoffe, die sie über die Nahrung aufnehmen, für lange Zeit einlagern. Im Gegensatz dazu sind die Mikroalgen, sofern sie in sauberen Gewässern wachsen, frei von solchen Schadstoffen.

Anders als bei Erdpflanzen findet der Nährstoffaustausch bei Algen direkt von Zelle zu Zelle statt und nicht durch ein Gefäßsystem. Die Zellen filtern das Meerwasser, wobei Mineralien und Spurenelemente gespeichert werden. Diese herausgefilterten, wertvollen

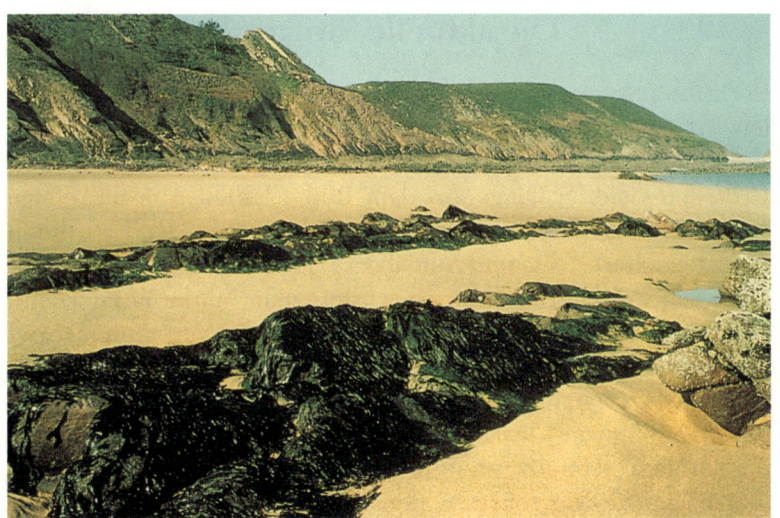

Algen an der Atlantikküste

Bestandteile liefern die Energie, aus der vor Urzeiten alles weitere Leben hervorgegangen ist. Algen tun heute wie damals nicht mehr und nicht weniger, als ihr Leben lang diese kostbaren Nährstoffe quasi aufzusaugen. Einzelne Algen können den Reichtum des Meerwassers sogar 100- bis 1000mal in sich konzentrieren. Diese Fähigkeit, wertvolle Vitalstoffe zu filtern und in hoher Konzentration zu speichern, macht sie unermeßlich wertvoll für unsere Gesundheit.

Kein anderes Naturprodukt ist so reich an Mineralien, Spurenelementen, Aminosäuren und Vitaminen wie die Meeresalgen. Weit über 80 verschiedene gesundheitsfördernde Elemente sind nachweisbar, wobei Chlorophyll, Carotinoide und Alginate eine herausragende Stellung einnehmen.

Heute werden weltweit mehrere 10000 Tonnen Eßalgen pro Jahr geerntet. Ein immer größerer Teil davon wird inzwischen für Heilzwecke genutzt.

Die aktuelle Situation

Betrachten wir heute nüchtern die Welt, in der wir leben, so stellen wir unschwer fest, daß trotz technischen und medizinischen Fortschritts und zunehmenden materiellen Wohlstands in allen Erdteilen vielerlei Dinge aus dem Ruder laufen. Um nur einige Beispiele zu nennen: die massive Verschmutzung der Luft durch Industrieschornsteine und Autoabgase (je eine Milliarde Inder und Chinesen werden sich in den nächsten zehn Jahren ihren Traum von einem eigenen Auto erfüllen können), die Verbrennung und Abholzung der tropischen Regenwälder (jährlich wird in Brasilien eine Fläche Regenwald von der Größe des Saarlandes vernichtet), die Ableitung von Kloake in die Flüsse (selbst die Flüsse Italiens, die zu den schmutzigsten in Europa zählen, sind klare Gebirgsbäche im Vergleich zu den Kloaken asiatischer, russischer oder südamerikanischer Großstädte). Die Verklappung von Öl und Giftmüll in den Weltmeeren ist ein weiteres Beispiel dafür, wie verantwortungslos der Mensch mit seinem Heimatplaneten umgeht.

Vor nicht allzu langer Zeit fiel mir ein Plakat von Greenpeace in die Hände. Darauf war die Erdkugel zu sehen. Überall stieg Rauch in Form von kleinen Atompilzen auf. Die Kontinente waren nur noch unscharf, braun und etwas verschmiert zu erkennen. Über allem jedoch lachte die Sonne. Erde und Sonne unterhielten sich in Form einer eingemalten Sprechblase miteinander.

Mutter Erde sagte: »Hilfe, ich bin krank, ich bin befallen von homo sapiens.« Daraufhin antwortete die Sonne: »Keine Sorge, das geht vorüber...«

Atombombenversuche, die an der Erdkruste rütteln, steigende Temperaturen durch den Treibhauseffekt, das zunehmende Ozonloch, El niño, Erdbeben in Deutschland, Schneestürme im sonnigen Kalifornien, verheerende Flutkatastrophen am Mittelmeer, Dürrekatastrophen, Wirbelstürme usw. – erste Warnsignale, Symptome einer kranken, aus dem Lot geratenen Welt?

Sind von Menschen verursachte Natur- und Klimakatastrophen immer gewaltigeren Ausmaßes als drohende Wolken am Horizont zu verstehen? Als Zeichen, aufzuhören und einem neuen Denken Platz zu machen?

Sind diese globalen Ungleichgewichte, diese aus dem Lot geratenen natürlichen Prozesse, Spiegelbild der gestörten Ordnung im Denken des Menschen selbst und erste Vorboten dessen, was uns erwartet, wenn das sich anbahnende neue Denken an den überholten kurzsichtigen Handlungsschablonen scheitern sollte?

Angesichts all der ökologischen, wirtschaftlichen, politischen und menschlichen Katastrophen gewinnt man fast den Eindruck, als spiegele sich jede einzelne Krankheit im Menschen in einer globalen, alles umfassenden Fehlentwicklung wider. So wie eine schleichende Verseuchung der Umwelt zu beklagen ist, so ist nicht mehr zu verkennen, daß auch im Menschen selbst ein langsamer Vergiftungsprozeß stattfindet. Ähnlich wie der zur Zeit an unserer Erde betriebene Raubbau, so sind auch viele Menschen nicht besser zu sich selbst und führen bewußt ein ungesundes Leben. Zuviel und zu schlechtes Essen (des Europäers liebste Bewegung: die Kaubewegung als der unbewußte Versuch, mit Messer und Gabel Selbstmord zu begehen), zu hoher Nikotin- und Alkoholkonsum (gezielte Selbstverstümmelung), zuviel Streß (hetzen, bis das Herz stolpert), zu wenig Bewegung (Schreibtischtäter), zu wenig Entspannung und Muße (notorischer Fernsehgucker)…

Der Mensch ist dabei, nicht nur die Erde und die Natur zu zerstören, sondern auch sich selbst als Teil der Natur. Er entzieht sich selber in zunehmendem Maße seine Lebensgrundlage, indem er den Boden verseucht, auf dem er eigentlich leben will.

Die Koordinaten der menschlichen Existenz, das Verhältnis zur Schöpfung und zur Natur, lassen bereits heute deutlich erkennen, daß jeder Verstoß gegen die Natur und die ihr innewohnende »natürliche Ordnung« im Grunde genommen einen Verstoß gegen die göttliche Vernunft bedeutet und entsprechende Konsequenzen nach sich ziehen muß. Wie im Großen so im Kleinen. Was für die Mutter Erde die Naturkatastrophen sind, sind für den Menschen Befindlichkeitsstörungen, Krankheitssymptome und schließlich Krankheiten.

Powernahrung Algen

Um sich gegen all das zu wehren, muß der Körper enorme Leistungen erbringen. Ein immenser Energieaufwand ist unentwegt nötig, um die vielen krankheitsauslösenden Faktoren, die auf uns einströmen, abzuwehren. Werden es zu viele, bricht der Abwehrschild zusammen und der Körper ist der Umwelt hilflos ausgeliefert. Krankheiten können sich dann sofort ausbreiten.

Algen sind in der Lage, dem Körper die Energie zur Verfügung zu stellen, die er braucht, um sich erfolgreich gegen Störfaktoren von außen durchzusetzen.

Hier einige der wichtigsten Faktoren, die das Immunsystem schwächen und damit Krankheiten Vorschub leisten:

Das Immunsystem

Belastungen, die das Immunsystem schwächen

- Streß (zwischenmenschliche Konflikte, materielle Nöte etc.)
- Trauer, Depression (Persönlichkeitskonflikte)
- Umweltfaktoren (Schadstoffe, Luftverschmutzung, Strahlung, Ozon, u.ä.)
- geopysikalische Gegebenheiten (Erdstrahlen, Wasseradern, Stromleitungen, UV- Strahlung u.a.)
- Infektionen (Bakterien, Viren, Pilze u.a.) ungesunde Ernährung (zuviel Zucker, Fette u.a., zu wenig Vitalstoffe, zu wenig Pflanzen- und Frischkost)
- Lebensmittelzusätze (Farb-, Geruchs-, Haltbarkeitsstoffe u.a.)
- Genußgifte (Nikotin, Koffein, Alkohol u.a.)
- Medikamente (Antibiotika, Steroide u.v.a.)

Es bedarf eines intakten starken Immunsystems, um Belastungen tolerieren und abwehren zu können. Darüber hinaus müssen alle Stoffwechselprozesse des Körpers optimale Leistung bringen und harmonisch aufeinander abgestimmt arbeiten können.

Dazu muß der Körper regelmäßig mit Energie von außen in Form von Nährstoffen versorgt werden. Den größten Nährstoffgehalt aller Pflanzen pro Gramm Trockenmasse besitzen Algen. Keine andere Pflanze verfügt über eine solche Menge von lebenswichtigen Mineralstoffen, Spurenelementen und Vitaminen wie Algen.

Gerade in der heutigen Zeit, in der ein Viertel der Menschheit Hunger leidet, könnten Algen die Ernährungssituation in der Welt nachhaltig verbessern. Selbst bei uns, wo immer weniger naturbelassene Lebensmittel verspeist werden und immer größerer Wert auf wohlschmeckende, industriell hergestellte Substanzen Wert gelegt wird, stellt sich zunehmend ein Nährstoffdefizit ein. Einerseits muß der Körper all das loswerden, was ihn belastet, vergiftet und schädigt, andererseits fehlen ihm wichtige Nährstoffe, die nur in unbehandelter Natur zu finden sind. Während er von dem einen zuviel bekommt, reicht die Zufuhr an Vitalstoffen langfristig nicht aus, um die Bedürfnisse des Körpers zu befriedigen.

Algen stellen als »Powernahrung« mit hohem Vitalstoffgehalt die Lösung für Gesundheit und ein stabiles Immunsystem dar. Dies entbindet jedoch nicht von der Notwendigkeit, alles zu versuchen, um immunsystemschwächende Faktoren möglichst auszuschalten und die Lebensführung so zu organisieren, daß das Immunsystem gestärkt wird.

Tips zur Immunstärkung

- Ernährung (ballaststoffreiche Vollwertkost mit viel Getreide und Hülsenfrüchten, frisches Obst und Gemüse nach Jahreszeit, Vermeidung von Fett, Fleisch, Wurst, Süßigkeiten und Alkohol)
- Bewegung, Sport (täglich 20 Minuten Gymnastik, zusätzlich dreimal pro Woche eine Ausdauersportart oder 90 Minuten Radfahren)
- Entspannung, Schlaf, psychisches Wohlbefinden (täglich die Übung der »Fünf Tibeter« und mindestens 15 Minuten Meditation oder autogenes Training, mindestens sieben Stunden Schlaf mit Beginn vor Mitternacht, positive Daseinsgestaltung durch dankbares aufmerksames Leben im Hier und Jetzt)
- Kneippsche Anwendungen (Sauna, kalte Güsse, Wassertreten u.v.m.).

Darüber hinaus gibt es vielerlei Naturheilverfahren, mit denen sich das Immunsystem stärken läßt. Eine Liste dieser biologischen Therapien finden Sie im Anhang.

Die Funktion des Immunsystems

Das Immunsystem ist ein komplizierter Mechanismus aus Organen und Zellen, die fein aufeinander abgestimmt den Körper vor Schaden schützen. Ohne Immunsystem würden wir nur wenige Tage fähig sein zu leben, da uns bereits ein harmloser Schnupfen umbringen würde. Um die Gefahren von außen und von innen zu bekämpfen, hat sich im Laufe der Evolution ein perfekt funktionierendes Selbstreinigungs- und Abwehrsystem entwickelt.

Die Hauptorgane des Immunsystems sind das Knochenmark, die Milz, die Thymusdrüse, die Mandeln, das große Netz im Bauchraum und als Transport- und Speichermedium das Lymphsystem und der Blutkreislauf.

So arbeitet das Immunsystem

Unser Abwehrsystem kann schädliche und nützliche Zellen voneinander unterscheiden. So besitzt jede Zelle unseres Körpers bestimmte Erkennungsmerkmale auf der Oberfläche, was dazu führt, daß fremde Zellen, die natürlich nicht diesen Erkennungscode tragen, sofort als fremd erkannt werden. Ein über den ganzen Körper verteiltes kompliziertes Netzwerk sorgt dafür, daß z.B. eingedrungene Erreger unschädlich gemacht werden.

Bei den Immunzellen unterscheidet man zwei Gruppen von Abwehrzellen: Makrophagen und Granulozyten für die unspezifische Abwehr und die sogenannten B- und T-Zellen für spezielle Abwehraufgaben.

Alle B-Zellen tragen auf ihrer Oberfläche ein Erkennungsmolekül in Form eines Antikörpers, der wie ein Ypsilon geformt ist. Trifft eine solche B-Zelle, die einen Antikörper z.B. gegen ein Keuchhustenbakterium trägt, auf genau diesen eingedrungenen Krankheitserreger, so erkennt der Antikörper das spezifische Erkennungsmolekül des Bakteriums, das sogenannte Antigen. Daraufhin verwandelt sich die B-Zelle in eine Plasmazelle, und diese beginnt nun, in großen Mengen spezifische Antikörper gegen das Keuchhustenbakterium zu produzieren. Bei der Vernichtung des Bakteriums helfen auch die Makrophagen und die sogenannten T-Helferzellen mit, indem sie das Bakterium »auffressen«, nachdem die Antikörper es bewegungsunfähig gemacht haben.

Die T-Zellen haben die Aufgabe, gefährliche Krankheitserreger von harmlosen Körperzellen zu unterscheiden.

Sie werden in der Thymusdrüse darauf vorbereitet, Freßzellen und B-Zellen zu unterstützen. Sie erhalten dort spezielle Andockstellen auf ihrer Zelloberfläche, mit denen sie Krankheitserreger erkennen und binden können.

Die große Besonderheit unseres Immunsystems liegt darin, daß es über ein exzellentes Gedächtnis verfügt. Es funktioniert mit Hilfe spezieller B- oder T-Zellen, die sich in Gedächtniszellen verwandeln können, und in denen Muster bestimmter Krankheitserreger gespeichert werden. Sobald sie erneut in den Körper eindringen, werden sie sozusagen identifiziert und sofort mit Antikörpern bekämpft. Diesen Mechanismus macht man sich beim Impfen zunutze.

Leider gibt es Krankheitserreger, denen es gelungen ist, den Finessen des Immunsystems zu entkommen. Sie haben Überlebensstrategien entwickelt, die es ihnen z. B. ermöglichen, ihre äußere Gestalt zu verändern, indem sie immer wieder die Aminosäure-Bausteine ihrer Hülle vertauschen und damit die Gedächtniszellen überlisten. Besonders hinterhältig ist der Aids-Erreger, der direkt die T-Zellen, die Hauptkoordinatoren des Immunsystems, befällt. Die Folge ist Desorganisation und Chaos im Immunsystem mit vollständigem Zusammenbruch der körpereigenen Abwehrkraft.

Mit mutigen Schritten in ein neues Zeitalter

Auf einer meiner Reisen begegnete ich im australischen Outback einem alten Schamanen der Aborigines. Wir verbrachten viele Abende am Lagerfeuer und philosophierten unermüdlich über

Sinn und Unsinn des Lebens, über den Raubbau an der »Mutter Erde« und die vielen Aspekte der menschlichen Selbstzerstörung.

Eines Abends erzählte er mir folgende Geschichte:

»Stell dir vor,« begann er mit leuchtenden Augen, *»die Erde wäre eine Kugel, und diese Kugel hätte einen Durchmesser von nur ein paar Fuß, und sie würde an einer bestimmten Stelle wenige Meter über einer Wiese schweben. Menschen würden von überall kommen, um sie zu betrachten und dieses Schauspiel zu bewundern. Die Leute würden staunend um sie herumgehen und sie von allen Seiten ehrfurchtsvoll anschauen. Sie würden die Berge und Flüsse und das Meer bewundern und die Gasschicht, die diese Kugel umgibt. Voller Respekt würden sie davorstehen und all die Kreaturen bewundern, die sich auf dieser Kugel bewegen. Die Leute würden diese Kugel für heilig erklären, weil sie die einzige ihrer Art ist, und sie würden sie beschützen, damit ihr niemand Schaden zufügen kann. Die Kugel wäre das größte bekannteste Wunder, das jemals gesehen wurde, und die Leute würden kommen, um sie anzubeten, um von ihr geheilt zu werden, um Wissen von ihr zu bekommen und um Schönheit zu erlangen und zu erkennen. Die Leute würden die Kugel lieben und sie mit ihrem Leben verteidigen, da sie erkannt hätten, daß ihr eigenes Leben so eng mit ihr verbunden ist, daß es ohne sie wertlos wäre. All das wäre, wenn die Erde nur ein paar Fuß groß wäre...«*

Ted Thomas (aus: »Heilungsgeheimnisse der Aborigines« von Dr. I. Hobert, Erd Verlag 1998)

Was er erzählte, machte mich einerseits sehr betroffen, andererseits regte es aber auch meine Gedanken an und verhalf mir in vielerlei Hinsicht zu einer neuen Sichtweise.

Ähnliches sollte man sich auch beim Verspeisen von Algen vor Augen führen. Sie sind als Bausteine des Lebens äußerst wichtig für Gesundheit und Lebenskraft. Es wäre schön, wenn ihre Einnahme als Tabletten oder ihr Verspeisen als Gemüsebeilage einherginge mit der Entwicklung eines neuen reiferen Bewußtseins über den Wert der Nahrung und das Geschenk, das uns die Natur in Zeiten wie diesen in so reichhaltiger Form zur Verfügung stellt.

Wir leben heute in einer besonderen Zeit im Hinblick auf Veränderungen und die Beschleunigung dieser Veränderungen. Der Wunsch nach immer mehr, getrieben von einer inneren Leere, von Unruhe und Unzufriedenheit, scheint unaufhörlich zu wachsen und dies, obwohl es uns an nichts fehlt und wir hier im Westen nicht Hunger leiden oder um unsere Existenz bangen müssen. Woher kommt diese Leere? Und warum begnügen wir uns mit Halbherzigkeiten, mit Ersatzbefriedigungen? Sie bringen uns nie die Erfüllung, die wir suchen. Wo bleibt die Dankbarkeit und die Demut angesichts all des Hungers auf unserer Erde?

Eine tief sitzende Sehnsucht gepaart mit der ständigen Hoffnung auf Besserung individueller Verhältnisse ergreift uns in immer stärkerem Maße. Die Notwendigkeit, mit einschneidenden Veränderungen bei sich selbst anzufangen, um zu mehr Gesundheit und Zufriedenheit zu gelangen, wird immer offensichtlicher.

Immer mehr Menschen beschäftigen sich vornehmlich mit ihrer inneren Entwicklung. Immer mehr Menschen verspüren Impulse, die sie motivieren, in neue Dimensionen persönlicher Freiheit und »über«menschliche Reife vorzustoßen.

Impulse, die aus einer Ebene unserer Wirklichkeit, in der Raum und Zeit keine Gültigkeit haben, hervorströmen. Die vermittelten Einblicke in die Möglichkeiten des menschlichen Bewußtseins tragen bereits das Potential in sich, unsere Welt zu verändern.

Diese Entwicklung ist in vielen Bereichen der modernen Physik bereits erkennbar, wo zur Zeit ein faszinierender Theorienwechsel stattfindet. Chaosforschung, Synergetik, evolutionäre Biologie und Systemtheorie halten Einzug und revolutionieren bislang geltende »Wahrheiten«, Sichtweisen und die bis jetzt bekannten Modelle der Wahrnehmung.

Uralte Fragen der Menschheit werden plötzlich aus anderen Blickwinkeln betrachtet und mit neuen Werkzeugen bearbeitet.

Der Bereich »Gehirn/Geist/Bewußtsein« wirkt wie ein neu zu entdeckender Kontinent, er liefert revolutionäre Erkenntnisse über das, was man heute noch als Spiritualität bezeichnet, und vermittelt neue Impulse für die weitere Entwicklung der Menschheit. Sie scheint sich in immer größer werdenden Schritten auf einen dritten evolutionären Durchbruch vorzubereiten. Nach der chemisch-physikalischen Evolution, die sich in einer biologischen Evolution aus sich selbst heraus transzendiert hat, ist aus den ersten Algen über die Tierwelt die menschliche Existenz erwachsen, die sich zur Zeit in einer Art psychosozialer Evolution relativ schnell auf einen weiteren epochalen Übergang hin zu entwickeln scheint.

Bei gleichzeitiger Rückbesinnung auf die Natur werden Mystik und Spiritualität greifbar, wenn schließlich Quantenenergie (Elementarphysik) und kosmische Energie (Reiki oder das kosmische Qi als Urquelle allen Seins) ineinanderfließen und ihre Untrennbarkeit nicht mehr anzweifelbar ist. Aus der Erforschung hochkomplexer Systeme und ihrer Evolution erwachsen ebenso wie aus religiös-spirituellen Lebensanschauungen und Mysterien neue Vorstellungen zur Dimensionalität von Raum und Zeit, zu Energie und Information. Sie bieten uns die Möglichkeit, uns unserer Stellung im Universum sowie des Grundes unseres Daseins bewußt zu werden und unseren Lebenssinn wahrzunehmen. So können wir uns selbst erkennen und einordnen und zu unserem (Seelen-)Heil und damit zur Einheit zurückfinden.

Sind dies Erkenntnisse und Informationen, die als Uressenz schon in den ersten Lebensformen, den Algen, verankert waren bzw. sind? Bereits die einzellige hochkomplexe Mikroalge funktioniert perfekt in Harmonie mit sich selbst, eine erste Einheit des Lebens, die noch heute in gleicher Form wächst wie vor mehreren Milliarden Jahren. Rückbesinnung zu den Anfängen ist gefragt; Rückbesinnung zur Natur und ihren ursprünglichen Kräften.

Diese positiven Entfaltungsmöglichkeiten des Menschen scheinen jedoch nur dann ihren Anfang nehmen zu können, wenn diese Rückbesinnung zur Natur (*natus* = geboren werden) und auch zur Religiosität (Religion kommt von *religere* = Bindung an den Schöpfer) stattfindet.

Immer klarer wird, daß über allem etwas Großes, etwas Regulierendes und Ordnendes wacht, das mit den uns zur Verfügung stehenden kausalanalytischen Methoden nicht faßbar und mit unserer »beschränkten« Denkweise noch nicht erklärbar ist. An dieser Stelle wird deutlich, daß Naturwissenschaft und Religion (sofern sie nicht fanatisch/dogmatisch ist) nicht im Gegensatz zueinander stehen müssen, ja, daß sie sogar ineinander übergehen und letzten Endes, wenn man die Naturwissenschaft als Wissenschaft von der Schöpfung versteht (Natur bedeutet Schöpfung), ineinander verschmelzen.

Die Welt, in der wir leben, ist weitaus größer, als uns die Wissenschaftler und Vertreter des mechanistischen Weltbildes weismachen wollen. Was wir heute erleben, ist nur ein verschwindend kleiner Ausschnitt aus der tatsächlich existierenden Welt, zu groß und undenkbar sind noch all die vorhandenen Schätze, die sich hinter dem rational Faßbaren verbergen.

Öffnen wir uns für die Vorstellung, daß wir mehr sind, als wir bisher angenommen haben, und entwickeln wir daraus eine Vision für unser individuelles Leben. Erkennt heute nicht jeder tief in seinem Unterbewußten, daß Wohlstand und Wohlbefinden nur anscheinend und vordergründig mit Reichtum und Macht verknüpft sind? Sind es nicht vielmehr die Weiterentwicklung tugendhafter Denk- und Verhaltensweisen, die Intensivierung der eigenen Gefühlswelt, das verstärkte Sich-Öffnen gegenüber der Liebe zu sich selbst und den Mitmenschen, der Ausbau von Toleranz und Verständnis, was uns das wirkliche Glück beschert?

Bislang hat es auf der Erde zwei entscheidende Entwicklungsschübe gegeben. Zum einen den Übergang von anorganischer zu organischer Materie, eine Entwicklung, bei der die anorganische Evolution die Grenzen ihrer vorherigen physikalischen und chemischen Formen überschritten hat, als sie Leben hervorbrachte. Im gleichen Sinn hat die biologische Evolution sich selbst transzendiert, als sie den großen Sprung vom Tier zum Menschen vollzog. Diese beiden großen Übergänge, die Entwicklung von Leben auf der Erde und die Entstehung der Menschheit, kennzeichnen jeweils den Beginn neuer Abschnitte der Evolution.

Jetzt, am möglichen Beginn eines neuen Übergangs, rücken wieder Sinnfragen der Menschheit in den Vordergrund. Traditionen und Heilweisen fremder und alter Kulturen werden in neuem Licht betrachtet. Ihr Verständnis der Natur und ihre Weisheitslehren sind gefragt, um andere Sichtweisen bezüglich Gesundheit und Spiritualität zu gewinnen.

Zu umfangreich ist das jahrtausendealte Wissen vieler Völker um die immensen Heilkräfte der Natur, als daß man es einfach ignorieren könnte.

Das Wissen um die Kräfte der Natur, die Erkenntnis ihrer Gesetze und die konsequente Anwendung der naturgegebenen menschlichen (zur Zeit meist noch schlummernden) Potentiale werden unsere Spezies befähigen, das Leben in all seiner Schönheit und Einzigartigkeit zu begreifen und es intensiv und mit Freude zu genießen.

Vieles deutet darauf hin, daß wir das uns geschenkte Leben bislang nur zu einem kleinen Teil leben. Der wachsende Kontakt zu anderen Kulturen zeigt uns andere Lebens- und Umgangsformen, als diejenigen, die wir kennen. Da werden vielleicht ganz andere menschliche Eigenschaften betont als bei uns, während bei uns geschätzte Verhaltensweisen unter Umständen vernachlässigt oder gar unterdrückt werden.

Wir stehen aus meiner Sicht heute an der Schwelle einer Zeitenwende in ein Bewußtseinszeitalter, in der das traditionelle Denken auf fast allen gesellschaftlichen Gebieten als »altes Denken« überholt sein wird. Es wird einer neuen emotionalen und spirituellen Intelligenz, die nicht mehr von Macht und Materie beherrscht wird, Raum und neue Lebensqualität schaffen.

Mit dem streng kausalistisch-mechanistischen Menschenbild der Schulmedizin und der Medizin-«Ingenieure«, das den Menschen nur noch als Summe von Einzelorganen und physikalisch-chemischen Prozessen begreift, wird es dann endlich ein Ende haben. Medizintechniken, die von »Patientenmaterial«, von »Krankengut« und vom »Ausräumen von Organen« sprechen und reparieren, statt Ursachen zu beheben.

Wenn ich immer wieder philosophisch-spirituellen Denkmodellen besondere Beachtung schenke und damit der Notwendigkeit eines individuellen Weltbilds Vorschub leiste, so liegt das an meiner tiefen Überzeugung, daß eine Philosophie, die unsere Vielschichtigkeit berücksichtigt und in ein großes Ganzes einbettet, uns in vielerlei Hinsicht helfen kann. Sie läßt uns mehr Spielraum, uns vielseitiger zu entwickeln und führt uns zu einem außergewöhnlichen Leben, das alle Formen der Liebe, der Freude und des menschlich erfaßbaren Glücks beinhaltet.

Beschäftigt man sich mit Wegen, die zur Heilung des Menschen führen sollen, so kommt man nicht umhin, über den Horizont des zunächst Offensichtlichen hinauszublicken und die Thematik der alternativen Heilkunde in einem philosophischen Kontext und damit wirklich ganzheitlich zu betrachten.

Die Abgeschiedenheit von technischem Fortschritt hat es den sogenannten Urvölkern ermöglicht, ihre vorhandenen spirituellen Potentiale auszubauen und zu schulen, um mit ihrer Hilfe verborgene Heilkräfte zu wecken. In unserer hochtechnisierten Welt ging dieses Wissen um die latent in jedem Menschen vorhandenen Heilkräfte verloren. Erst langsam begreift man in unserem Kulturkreis, daß physische und geistige Gesundheit eng miteinander verknüpft sind und emotionelle Faktoren beim Ausbruch, beim Fortschreiten und bei der Heilung einer Krankheit eine ganz entscheidende Rolle spielen und daß demnach Gesundheit und Heilung weit mehr erfordern als eine rein technologische Behandlung. Die Schulmedizin muß zunehmend anerkennen, daß sich mittels Pflanzen, selbst wenn man deren genaue Zusammensetzung und Wirkungsweise noch nicht ausreichend erforscht hat, Körperfunktionen heilsam manipulieren lassen. Pflanzen spielen in diesem Zusammenhang eine entscheidende Rolle. In ihnen ruht die reine Urkraft der Natur. Am Anfang der Pflanzenkette stehen die Algen. Sie sind der Ursprung der Schöpfung, aus ihnen heraus hat sich das Leben in all seinen Formen entwickelt. In ihnen steckt noch heute die Information der Weiterentwicklung zur Ganzheit, zur Harmonie, zur Heilwerdung. Es liegt daher nahe, Algen, die natürlichste Grundsubstanz des Lebens, zur Heilung einzusetzen.

Kapitel 2
Algen in ihrer ganzen Vielfalt

So wie alle Lebewesen ihren Ursprung im Wasser haben, ist dieses Element mit all seinen Nährstoffen Bestandteil unseres Lebenskreislaufs. Es begleitet und, schützt uns, bestimmt unser ganzes Sein.

K. Abrams

Die verschiedenen Algenarten

Kaum eine Pflanzenart ist in so vielfältiger Form zu finden wie die Alge. Sie wächst in unterschiedlichsten Größen, Formen und Farben. Während die kleinsten Algen nur aus einer einzigen Zelle bestehen, können Großtangalgen über hundert Meter lang werden (z. B. die Braunalge *Macrocystis pyrifera*); damit gehört sie zu den größten Pflanzen dieser Erde. Bislang sind etwa 25000 Algenarten beschrieben. Davon lebt der überwiegende Teil im Meer. Sie existieren jedoch auch in Süß- und Salzwasserseen und an Land in den unterschiedlichsten Bodentypen. Sie leben auf vulkanischen Inseln, in kochenden Quellen, aber auch in trockenen Wüstengegenden.

Algen haben weder Wurzeln noch Blätter und bilden keine Blüten oder Früchte aus. Obwohl sie im Wasser leben, enthalten sie, wie andere Pflanzen auch, einen sehr hohen Anteil an Chlorophyll. So gibt es z. B. grüne Algenpigmente, sogenannte grüne Chlorophylle, wie sie in Grünalgen zu finden sind. Diese wachsen vorwiegend in den oberen sonnenlicht-intensiveren Wasserschichten. Dieses sogenannte Blattgrün kann jedoch von anderen Farbstoffen und Pigmenten überdeckt sein. Rotalgen, Blaualgen und *Cryptophyta* besitzen eine charakteristische Gruppe von Pigmenten, die sich je nach Lichtintensität unterschiedlich stark ausbilden.

Rotalgen, die in den tieferen dunkleren Wasserschichten anzutreffen sind, enthalten gelb bis rot gefärbte Pigmente. Diese Pigmente sind, wie auch das Chlorophyll, für den Vorgang der Photosynthese verantwortlich, indem sie das Sonnenlicht absorbieren und es in nutzbare Energie unter Freisetzung von Sauerstoff umwandeln. Durch die photosynthetische Aktivität z. B. der Braun- und Rotalgen werden jährlich bis zu 10^{11} Tonnen Kohlenstoff gebunden. Dies ist in Anbetracht der Größe der Weltmeere soviel wie die Menge des gebundenen Kohlenstoffs durch alle anderen Landpflanzen zusammen.

Für ihr Wachstum benötigen die Meeresalgen Nährstoffe, die sie dem Wasser entziehen, in dem sie leben. Sie sind in der Lage, alle wertvollen Stoffe herauszufiltrieren und zu speichern. Diese Fähigkeit macht sie zu einem kostbaren, wirkstoffreichen Nahrungsmittel.

Von ihrem Aufbau her sind sie sehr verschieden. Die Bewegung des Wassers führt dazu, daß das Grundgerüst der Algen sehr flexibel ist. Sie haben keinen Zellaufbau wie die Landpflanzen und enthalten sehr wenig Zellulose als Gerüstsubstanz, dafür aber jede Menge Schleimstoffe in und zwischen den Zellwänden.

Viele Algenarten sind Einzeller, sogenannte Mikroalgen. Die Gesamtheit dieser Mikroalgen bilden das Phytoplankton. Sie schweben meist frei im Wasser und sind oftmals als Wasserblüten im Wasser sichtbar.

Vielzellige Algen nennt man Makroalgen. Sie können mehrere Meter lang werden und haften meist an Felsen oder Steinen, besitzen Stamm und Stengel und sehen gras- oder blattähnlich aus. Je nach Lichtdurchlässigkeit des Wassers leben diese Algen in unterschiedlichen Tiefen.

Teilt man Algen nach ihrer Größe ein, so kann man zunächst Makro- und Mikroalgen unterscheiden: die mehrzelligen großen Algen, die man auch als Meeresgemüsegericht zubereiten kann, und die kleinen Mikroalgen, die man mit besonderen Verfahren ernten muß, bevor man sie in Tabletten oder Kapseln gepreßt zu sich nehmen kann. Sowohl von den Makroalgen als auch von den Mikroalgen möchte ich Ihnen in diesem Buch die wichtigsten und bekanntesten Vertreter vorstellen. Es sind ausschließlich eßbare Algen mit nachweisbarer Heilwirkung. Man kann die Algen in verschiedene

Klassen einteilen, wobei der Name bereits einen Hinweis auf die Farbe der jeweiligen Algenklasse gibt:

Von allen Algenarten sind folgende aufgrund ihres hohen Nährwerts und ihrer heilenden Wirkstoffe am bedeutsamsten: Braunalgen *(Phaeophyceae)*, Rotalgen *(Rhodophyceae)*, Blaualgen *(Cyanophyceae)* und Grünalgen *(Chlorophyceae)*. Darüber hinaus unterscheidet man noch Goldalgen *(Chrysophyceae)* und Gelbgrüne Algen *(Xanthophyceae)*, die aber für den medizinischen Gebrauch nicht geeignet sind und auf die auch wegen ihres recht geringen Nährstoffgehalts nicht näher eingegangen werden soll.

Braunalgen *(Phaeophyceae)*

Braunalgen sind Mehrzeller von unterschiedlichster Größe und leben fast ausschließlich im Meer, wo sie festgehaftet an Felsen oder Muscheln wachsen. Aus Braunalgen werden die Stoffe Alginsäure und Lamineran gewonnen, die hier in hoher Konzentration vorkommen. Braunalgen können das Jod des Meeres in besonders hoher Konzentration speichern, weshalb sie bei Jodmangelerkrankungen gerne therapeutisch eingesetzt werden. Der hohe Jodgehalt schränkt jedoch auch die Einnahmemenge ein, da es bei einer Überdosierung leicht zu unerwünschten Nebenwirkungen kommen kann. Auch andere Makroalgen haben einen relativ hohen Jodgehalt, jedoch ist er bei den Braunalgen am höchsten, während Mikroalgen nur eine unbedeutende Menge davon aufnehmen können. Braunalgen umfassen etwa 265 Gattungen und bis zu 2000 Arten.

Zu den bekanntesten Gattungen der Braunalgen zählen die *Laminaria-* und die *Fucus-*Arten sowie *Arame*, *Hijiki*, *Kombu* und *Wakame*, die zarteste unter den Meeresalgen.

Rotalgen *(Rhodophyceae)*

Ebenfalls auf Felsen an der Küste wachsen Rotalgen, von denen es über 5500 Arten und bis zu 600 Gattungen gibt. Verschiedene dieser Algengattungen bilden Kalkgestein, sogenanntes Coralinales

Gestein. Dieses festigt in tropischen Meeren die Korallenriffe. Agar-Agar und Carrageen sind Produkte, die uns diese Algen liefern.

Die bekanntesten Rotalgen sind »Irländisch Moos« (*Chondrus crispus*), »Blutrote Sauerampfer« (*Delesseria sanguinea*), »Dulse« (*Rhodymenia*) und die »Nori-Alge« (*Porphyra umbilicalis*) sowie die »Lithothamnion-Algen«.

Blaualgen *(Cyanophyceae)*

Umfangreiche wissenschaftliche Untersuchungen haben ergeben, daß diese mikroskopisch kleinen Einzeller eigentlich keine Algen, sondern eine bedeutende Gruppe innerhalb der Bakterien sind. Obwohl es sich streng genommen um Cyanobakterien handelt, schließe ich mich doch der in Presse und ernährungswissenschaftlicher Literatur gängigen Bezeichnung an. Wegen ihrer Blütenfarbe in den Sommermonaten werden sie übrigens nicht nur als Blaualgen, sondern auch weltweit Blaugrünalgen genannt. Es gibt 150 Gattungen und rund 2000 Arten, die in den unterschiedlichsten Lebensräumen zu finden sind. Die meisten leben im Süßwasser und auf feuchter Erde, einige auch auf Gletschern, in heißen Quellen oder gar in der Wüste.

Die bekannteste Gattung ist die Blaugrünalge Spirulina. Zunehmender Beliebtheit erfreut sich eine weitere Blaugrünalge, die »AFA-Alge« (*Aphanizomenon flos-aquae*), auch unter der Bezeichnung »Klamath-Alge« (nach dem Klamath Lake in Oregon) bekannt. In den Reformhäusern der USA ist sie seit vielen Jahren ein Verkaufsschlager, und auch bei uns gibt es sie inzwischen recht häufig

Grünalgen *(Chlorophyceae)*

Hier unterscheidet man 500 Gattungen mit bis zu 8000 Arten. Bei einer Durchschnittsgröße von zehn bis 15 Zentimeter bilden diese Mehrzeller oft Kolonien, wie man sie im Frühjahr auf Teichen oder in Wasserlachen finden kann. Sie befinden sich meist in der Nähe der Wasseroberfläche als sogenannter Meerlattich.

Die Algen im einzelnen

In den Weiten der Ozeane findet man von niedrigen, einzelligen Organismen über meterlange Makroalgen bis hin zu hochentwickelten Lebewesen beinahe alle Lebensformen. Diese sind voller Geheimnisse, und nur wenige davon sind bislang gelüftet. Die Erforschung der Ozeane stellt die Menschen noch immer vor eine große Herausforderung.

Viele Lebensformen der Unterwasserwelt warten noch auf ihre Entdeckung und Erforschung. Doch auch die meisten bekannten Arten sind bislang nur ungenügend erforscht. Noch weniger erforscht sind die Substanzen, die viele Meerestiere aus eigener natürlicher Kraft zu erzeugen in der Lage sind. So fand man zahlreiche Meerestiere, wie z. B. die neuseeländischen Miesmuscheln, rote Korallenarten, Seescheiden, Moostiere, Schnecken und Schwämme, aus denen sich krebshemmende Substanzen extrahieren lassen. Erst kürzlich wurde von einer US-Meeresbiologengruppe herausgefunden, daß der Riesentang eine chemische Verbindung produziert, die anscheinend in der Lage ist, die Vermehrung von Herpes und Aidsviren zu verhindern.

Es ist unfaßbar, welch unglaubliche Fülle, welch unerschöpfliches Reservoir uns das Meer zur Regeneration und Heilung bietet. Meeresalgen haben als Gemüse oder auch in Form von Kapseln eine regenerierende und heilende Wirkung auf den menschlichen Organismus, die sich jedermann zunutze machen kann. Über Braun- und Rotalgen liegen die bislang umfangreichsten ernährungswissenschaftlichen Studien weltweit vor. Führend sind auf dem Gebiet der Algenforschung die Franzosen, die sogar einen Lehrstuhl für Algologie an der Universität Brest eingerichtet haben. An zweiter Stelle rangiert Japan. Die Japaner sind sicher das Volk, das den ernährungstherapeutischen Nutzen des Meeresgemüses am frühesten erkannt und praktisch umgesetzt hat. In Deutschland führt die Biologische Forschungsanstalt Helgoland mit Sitz in Bremen leider ein klägliches Schattendasein. Obwohl der Erforschung der natürlichen Nahrungsressourcen Priorität eingeräumt werden sollte, stehen zahlreiche meeresbiologische Labors leer. Auf Landes- und Bundesebene scheint man die unermeßlichen Möglichkeiten der Ernährung und Therapie mit Meeresalgen noch nicht erkannt zu haben.

In Europa spielen aus klimatischen Gründen die Makroalgen die wichtigste Rolle unter den Algen.

Makroalgen: Braunalgen, Rotalgen, Grünalgen

Braunalgen

Im folgenden möchte ich Ihnen die wichtigsten Braun- und Rotalgen vorstellen. Besondere Erwähnung findet dabei der Knotentang. Über ihn sind bislang die umfangreichsten wissenschaftlichen Studien gemacht worden.

Knotentang (Ascophyllum nodosum)
Der Knotentang ist eine Braunalgenart, die u. a. durch ihren hohen Gehalt an Fucoidan auffällt. Dies ist eine Art Membranschleim, dem als Antigerinnungsmittel in der Medizin eine besondere Bedeutung zukommt. Daneben besitzt er die Fähigkeit, Schwermetalle, insbesondere Blei, zu binden. Früher galt Knotentang als Geheimtip bretonischer Frauen zum Kräftigen der Haare durch regelmäßige Spülungen. Heute wird er zur Regeneration und Durchblutungsförderung sowie zur Remineralisierung in zahlreichen Kosmetika und Badezusätzen eingesetzt.

Medizinische Studien über Knotentang erbrachten interessante Ergebnisse. So wurde in der renommierten Zeitschrift »Anticancer Research« 1996 eine Studie vorgestellt, die den antitumorösen Effekt des in Knotentang enthaltenen Fucoidans belegte. Es konnte nachgewiesen werden, daß das Fucoidan eine wachstumshemmende Wirkung auf Tumorzellen beim Bronchialkarzinom hat. Fucoidan hemmt das Wachstum der Krebszellen und schützt gleichzeitig die noch intakten Schleimhäute.

Eine japanische Studie an 306 Algenspezies, die entlang der japanischen Küste wachsen, konnte in vitro nachweisen, daß 47 Spezies sogenannte antineoplastische Wirkungen haben, d.h. über eine

Antitumoraktivität verfügen. Zwei dieser Algenspezies waren Braunalgen.

Mehrere Studien, u.a. die der University of North Carolina, beschäftigten sich mit der sehr starken antithrombotischen Wirkung des Inhaltsstoffes Fucoidan. Auch japanische Studien belegten die blutverdünnenden und gerinnungshemmenden Wirkungen von Fucoidan als »Anticoagulans« zur Vorbeugung und Behandlung von Thrombosen.

Dabei stellte sich heraus, daß unter Fucoidan der Cholesterinspiegel im Blut sinkt. Braunalgen, der Knotentang vor allem, können zudem die Verbreitung der Virusgrippe stoppen. Dabei setzen sich Algensubstanzen an die Stelle der Virusinfektion und verbinden sich mit Teilen des Virus; dieser Prozeß verhindert in mehreren Schritten die Virusabsorption auf der Wirtszelle. Verantwortlich dafür ist die negative Ladung der sulfatierten Polysaccharide der Algenzellwand.

Wakame (Undaria pinnatifida)

Wakame-Algen sind weltweit sehr verbreitet. Besonders in Japan werden sie mit großer Vorliebe verspeist. Sie werden bis zu fünf Meter lang und wachsen bevorzugt in wilden und kalten Meeresströmungen meist in Tiefen von bis zu zwölf Metern. Ursprünglich kommen die Wakame-Algen aus Japan, China und Korea. Ihre intensivste Wachstumszeit ist im Winter. Allein in Japan erntet man über 200 Millionen Kilo dieser Algenart pro Jahr. Die Ernte dauert von Februar bis Juni und erfolgt gewöhnlich von Booten aus: Mit langstieligen Rechen »kämmt« man die Pflanzen von der Wasseroberfläche, bis sie sich vom Meeresgrund lösen. Gleich danach werden sie in Meerwasser gespült und frisch auf den Markt gebracht oder zum Trocknen aufgehängt. Die traditionellen Anlagen mit Schnüren und Pfählen erinnern an die ausgedehnten Hopfenplantagen in Bayern.

Seit französische Algologen die Alge in den fünfziger Jahren in großen Mengen nach Frankreich gebracht haben, wird sie dort mit großem Erfolg gezüchtet. Sie wächst in ca. vier Monaten bis zu zwei Meter und kann daher zweimal pro Jahr geerntet werden.

Wakame-Algen sind sehr reich an Mineralien und Vitaminen. Durch ihre hohe Konzentration an Alginaten fördern sie die Entgiftung von Schwermetallen und führen zu einer Stimulierung des Immunsystems.

Wakame soll angeblich auch die giftigen Wirkungen des Nikotins mildern können. In der traditionellen japanischen Medizin wird Wakame bei Herzerkrankungen und zur Blutdrucksenkung eingesetzt.

Da Wakame sehr zart und mild im Geschmack ist, eignet es sich besonders gut für »Meeresgemüse-Einsteiger«. Es braucht nicht gekocht zu werden. Es reicht, sie ca. fünf Minuten in kaltem Wasser einzuweichen. Das Volumen nimmt dann stark zu, so daß man die Alge nochmals ausdrücken sollte. Sie kann roh oder leicht gegart verzehrt werden. Zu kaufen gibt es die Alge in getrocknetem Zustand, sie sieht aus wie ein schwarzer Streifen. Da sie als Lebensmittel in Deutschland wegen des schwankenden Jodgehalts nicht verkauft werden darf, steht sie meist als Badezusatz im Regal von Bioläden.

Nährwerte pro 100 g getrocknete Wakame:
270 kcal, 1130 kJ, 12,7 g Eiweiß, 1,5 g Fett, 51,4 g Kohlenhydrate

Arame (Meereseiche, Eisenia bicylis)

Die Braunalge Arame wird fast ausschließlich an den Küsten der japanischen Halbinsel Izu, vereinzelt auch vor der südamerikanischen Pazifikküste geerntet. Man erntet die jungen, meist etwa 30 Zentimeter langen, gewellten Blätter im Frühling zumeist mit der Hand. Nach dem Trocknen in der Sonne werden sie in feine Streifen geschnitten.

Später muß man sie zehn Minuten in kaltem Wasser einweichen, bevor sie für 30 Minuten gekocht wird. Man kann sie auch als Gewürz verwenden.

Auffallend an der Arame-Alge ist der hohe Gehalt an Calcium. In der traditionellen japanischen Medizin wurde Arame deshalb auch gegen Bluthochdruck und zur Heilung verschiedener Frauenleiden verwendet.

Nährwerte pro 100 g getrocknete Arame:
272 kcal, 1140 kJ, 7,5 g Eiweiß, 0,1 g Fett, 60,6 g Kohlenhydrate

Hijiki (ohne botanische Bezeichnung)
Hijiki ist eine Braunalge, die in üppigen Büschen wenige Zentimeter unter der Wasseroberfläche lebt und sich dort wie ein Teppich über die Felsen in Küstennähe ausbreitet. Hijiki ist reich an Mineralstoffen; sie enthält durchschnittlich zehn- bis zwanzigmal soviel wie Landgemüse. Hijiki enthält besonders viel Kalzium, Eisen und die Vitamine A, B_1 und B_2. Dabei sorgt das ausgewogene Verhältnis von Kalzium zu den anderen Mineralstoffen für eine besonders gute Aufnahme dieses Minerals in Knochen, Haare und Fingernägel. Wegen seiner starken Quellfähigkeit und seines äußerst geringen Kaloriengehaltes eignet sich Hijiki hervorragend zum Abnehmen. Durch den feinen Shrimpsgeschmack findet es als Würzmittel von Suppen und Saucen große Beachtung.

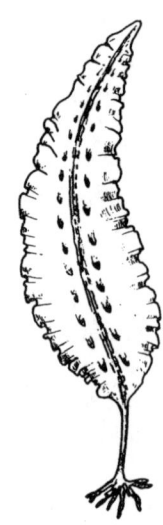

Kombu , engl. Kelb (Laminaria saccharina)
Kombu ist eine meterlange Braunalge, die in allen Weltmeeren zu finden ist.

Kombu bildet dichte Wälder auf dem Meeresgrund, wobei die Stengel (Thalli) nur sechs bis dreißig Zentimeter breit sind, jedoch bis zu 100 Meter lang werden können. Am besten gedeihen sie in großen Tiefen mit gemäßigter Meeresströmung und Wassertemperaturen, die nur wenige Monate über 20° C ansteigen.

Die Algengattung ist sehr artenreich und wächst weltweit in klaren, kalten Gewässern – je nördlicher, desto besser ist die Qualität. Wildes Kombu von fünf bis zehn Meter Länge gilt als besonders fein. Es stammt aus den Küstengewässern vor der Insel Hokkaido und aus dem Atlantik vor der bretonischen Küste.

Einen Wissenschaftspreis für Meeresforschung erhielt Ende November 1998 eine Meeresbiologengruppe um den Kieler Meeresforscher Dr. Peter Krost. Sie hatten eine Konstruktion in Form einer absenkbaren Algenfarm zum Anbau von Laminarien in der Ostsee entwickelt. Diese Algen gehören zum natürlichen Pflanzenvorkommen in der Ostsee. Sie gedeihen in bis zu 20 Meter Tiefe.

Durch die inzwischen trüber gewordene Ostsee erhalten sie in dieser Tiefe jedoch nicht mehr genügend Licht und versuchen, sich weiter oben anzusiedeln. Dort sterben sie jedoch aufgrund der Wärme relativ schnell ab. Die Kieler Forscher wollen nun erproben, ob man die bis zu vier Meter großen Algen in einer tiefenverstellbaren Plantage erfolgreich anbauen kann. Diese Algen sind dann nicht nur vielfältig wirtschaftlich nutzbar (Textilindustrie, Geliermittel, Schaumgummiherstellung, Papier-veredelung u.v.a.), sondern sie filtern darüber hinaus auch noch Schwermetalle aus dem Wasser und leisten einen Beitrag gegen die Überdüngung der Ostsee. Die Pilotanlage soll im Frühjahr 1999 in der Kieler Bucht ausgesetzt werden.

Laminarien werden ansonsten in Japan in großen Mengen angebaut. In Japan ist der Bedarf an Kombu so groß, daß es systematisch weit über die Küste verteilt kultiviert werden muß. Die Thalli werden im Sommer von Tauchern geschnitten, durch Wind und Sonne getrocknet, geschnitten, gefaltet und abgepackt.

Kombu ist reich an entgiftenden und immunkräftestärkenden Alginaten und Mineralstoffen wie Jod (bis 320 µg pro g), Eisen, Magnesium und Phosphor. Ein weiterer bedeutender Inhaltsstoff ist das Laminin, eine basische Aminosäure, die, wie neuere Studien nachweisen konnten, eine deutlich blutdrucksenkende Wirkung aufweist. Außerdem verfügt Kombu über die außergewöhnliche Fähigkeit, die Magnesiumaufnahme des Körpers zu verbessern. So wurde in klinischen Versuchen festgestellt, daß bei Zugabe von Laminaria-Extrakt die Magnesiumaufnahme um bis zu 40 Prozent steigt.

Zu den bekanntesten Laminaria-Arten zählen Palmen- und Fingertang, die an den Küsten des Nordatlantiks sehr verbreitet sind. Alleine in Frankreich werden jährlich bis zu 70000 Tonnen dieser Algengattung geerntet. Eßbar ist die ganze Pflanze. Die bei uns als olivbraune Streifen erhältlichen Pflanzen werden getrocknet angeboten. Für die Zubereitung werden sie zuerst zehn Minuten eingeweicht und dann erhitzt, jedoch nicht aufgekocht. Man kann sie als Gewürz verwenden oder auch fritiert als Gemüse verzehren.

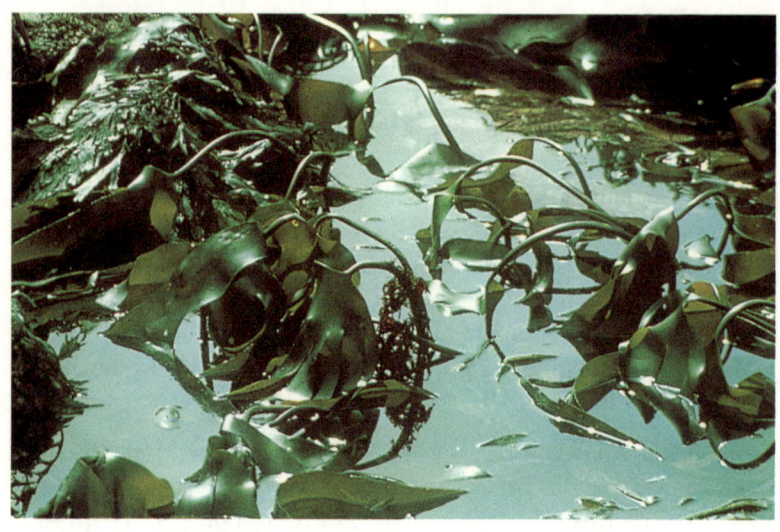

Bei Gemüsesuppen wird Kombu direkt mitgekocht. Die Alge ist grün, knackig und von intensivem Meeresgeschmack. Eintöpfe werden durch sie besser verdaulich. Besonders gut ist Kombu als kleine Zulage oder als Gewürz geeignet. Vor dem Verspeisen zu großer Mengen muß allerdings wegen des extrem hohen Jodgehalts gewarnt werden.

Nährwerte pro 100 g getrocknete Kombu:
290 kcal, 1200 kJ, 14 g Eiweiß, 1,2 g Fett, 54 g Kohlenhydrate

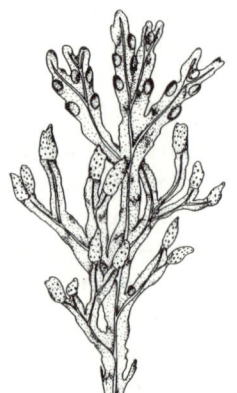

Blasentang (Fucus-Alge)
Es gibt sieben Fucusarten. Der Blasentang ist die bekannteste Art. Diese Braunalge wächst auf Felsen in Ufernähe. Sie verfügt über einen vergleichsweise hohen Jodgehalt. Als natürliches Nahrungsergänzungsmittel sättigt sie schnell und wirkt daher sehr gut als Hungerstopper. Außerdem wirkt sie blutreinigend und beschleunigt die Darmpassage. Darüber hinaus hat sie wie die anderen Algen auch einen remineralisierenden und regene-

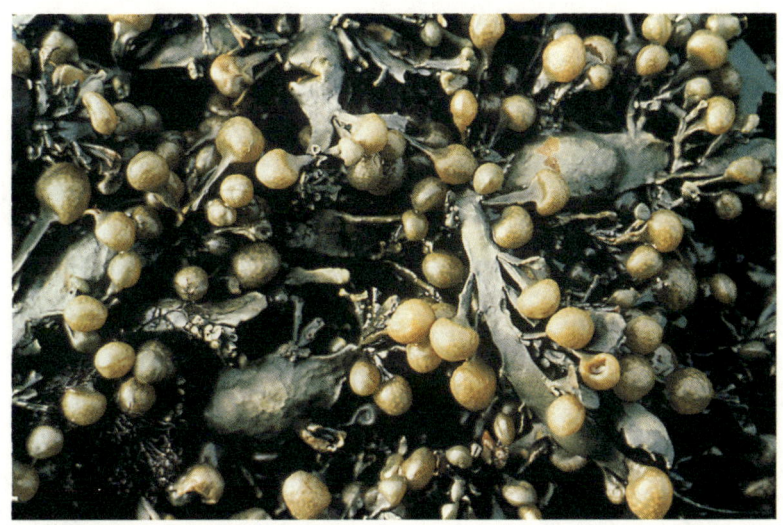

rierenden Effekt. Der kosmetische Einsatz reicht von der Durchfeuchtung über die Zellwachstumsstimulation bis zur Zellregeneration. Als Eßalge ist sie wegen des sehr hohen Jodgehalts, der im Einzelfall praktisch nicht meßbar ist, nur bedingt zu empfehlen.

Haricot de mer (Himanthalia elongata)
Meeresbohnen, Meeresspaghetti oder Haricot de mer sind Braunalgen, die mit einer Art Schwämmchen von drei bis vier Zentimeter Durchmesser auf dem Meeresgrund haften und braungrüne Stiele (Thalli) bilden. Sie sind dick, lang und grün wie Bohnen und können bis zehn Meter lang werden.

Diese sehr nahrhafte Braunalge gedeiht in Küstennähe an geschützten Plätzen mit nährstoffreichen Strömungen. Haricots de mer gehören besonders in Frankreich zu den häufigsten Algengerichten. Sie sind außerordentlich schmackhaft. Allein in der Bretagne werden pro Jahr bis zu 10000 Tonnen vorwiegend von Mai bis Oktober geerntet. Man kann sie leichter als die meisten anderen Algen frisch bekommen, vorwiegend aus Frankreich. Es sind grüne breite »Nudeln«, die roh oder gegart mild und würzig schmecken. Am besten schmecken sie jedoch gekocht.

Rotalgen

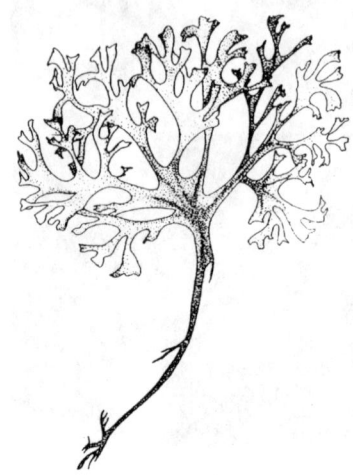

Irländisches Moos (Chondrus crispus)
An der bretonischen Nordküste wird die Alga perlada, auch als »Irländisches Moos« bekannt, geerntet, indem sie wie eine Blume gepflückt wird.

Ihr Hauptinhaltsstoff ist ein Schleim, Carrageen genannt. Er macht bis zu 70 Prozent der Alge aus. Daneben enthält die frische Alge sehr viel Chlorophyll und einen roten Farbstoff, Fucoerythrin, der zur Zeit in vielen Labors auf seine blutbildenden Effekte hin untersucht wird. Der biologische Wert des enthaltenen Proteins entspricht dem von Hühnereiweiß. Der hohe Carrageenanteil macht die Pflanze für die Pharmazeutik, aber auch für die Diätetik und Kosmetik hochinteressant, z. B. als auskleidender Schutzfilm für die Darmwände, als Hemmstoff gegen Bakterien, als Mittel zur Darmreinigung und Entschlackung, als Klärmittel für Wein oder Bier, als Zusatz in der Papierindustrie oder in der Lackindustrie.

Blutroter Seeampfer (Delesseria sanguinea)
Der »Blutrote Seeampfer ist eine weitere hochwertige Rotalge, die ebenfalls aus der Diätetik und Kosmetikindustrie (Cytofiltrat) durch regulierende, durchfeuchtende und entstauende Wirkung auf die Haut nicht mehr wegzudenken ist. Aus der Vielzahl medizinischer Wirkungen sind die Durchblutungsförderung, die Zellwachstumsstimulation und der antimikrobielle Effekt besonders hervorzuheben.

Durch die Einnahme von Dulse-Frischalgen oder Algenextrakten kommt es zu einer Verbesserung der Sauerstoffversorgung des Gewebes, wie Untersuchungen an Hepatocyten zeigen konnten. Der Seeampfer wird in vielen Kosmetika zur Durchblutungsförderung und Gewebetonisierung verwendet.

Nach einer Studie der Universität von »Aix-Marseille-Laboratoire de la Mer« kommt es durch diese Rotalge auch zu einer Anregung des Wachstums von Fibroblasten, den Bausteinen des Bindegewebes.

Eine antibakterielle Wirkung konnte bei den Bakterien *Staphylococcus aureus* und *Corynebakterium barkeri* beobachtet werden. Im Sommer enthält die Alge die höchste Konzentration eines blutgerinnungshemmenden Stoffes, der zur Zeit untersucht wird. Er soll eine noch stärkere Wirkung haben als das seit vielen Jahrzehnten bekannte und vielseits bewährte Heparin. Er ist erhältlich als »Cytofiltrat Delesseria Sanguinea« von Thalasso plus.

Dulse (Palmaria palmata)

Die Dulse aus der Familie der Rhodymenia wird seit mehr als tausend Jahren an der atlantischen Küste bis nach Island als wertvolles Meeresgemüse verspeist. Schon die Wikinger hatten die stärkende Wirkung der Dulse erkannt und sie zum festen Bestandteil ihrer Nahrung gemacht.

Die Algen wachsen wild in den felsigen Küstengewässern von Atlantik und Pazifik als rötliche Büschel mit 15 bis 30 Zentimeter langen Thalli oder werden vor der bretonischen Küste kultiviert. Die Ernte erfolgt von Mai bis Oktober, indem die Algen bei Ebbe per Hand gepflückt werden. Von den Franzosen werden sie nach alten Rezepten pikant als Beilage, meist zu Kartoffelbrei zubereitet. Nach fünf Minuten Einweichzeit kann man sie roh essen oder garen. Sie schmecken mild und würzig.

Der hohe Gehalt an bis zu 20 verschiedenen Aminosäuren und viel Vitamin C und Betakarotin macht diese Alge sehr wertvoll.

Medizinisch unterstützt sie durch ihren hohen Mineralgehalt das Haar und das Nagelwachstum. Es heißt, das füllige Haar der Wikinger rühre von dem regelmäßigen Kauen der Dulse her. Englische Seefahrer sollen die Alge als Beilage vor allem gegen Skorbut und die Seekrankheit verspeist haben.

Die Dulse enthält von allen Pflanzen am meisten Eisen, deshalb ist sie für Frauen in der Stillzeit und während der Schwangerschaft, aber auch vor Operationen und bei Blutarmut zu empfehlen.

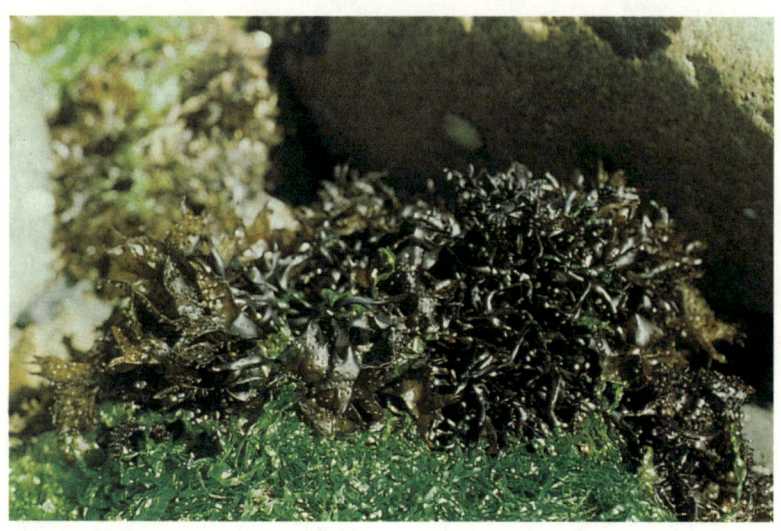

Nori (Porphyra tenera)
Als Hülle für Sushi ist die Nori-Alge auf der ganzen Welt bekannt. Die Nori-Blätter dienen als Hülle für Nori-Make, japanische Reisröllchen mit einer Füllung aus Fisch, Ei oder Gemüse. In feine Streifen geschnitten würzt Nori hervorragend jedes Gericht.

Im allgemeinen Sprachgebrauch handelt es sich eigentlich nicht um eine spezielle Pflanze, sondern um verschiedene eßbare Rotalgen (manchmal auch mit Grünalgen gemischt) der Gattung »Porphyra«, die in Japan zu Blättern gepreßt werden; korrekt heißen sie »Asakusa nori«.

Diese Algen sind auch in England weitläufig unter »laver bread« bekannt. Dies ist ein typisch walisisches Gericht aus gekochten Porphyra-Algen, die man dort in Hafermehl taucht und fritiert.

Auf Hawaii sind sie unter Feinschmeckern als »Limu« sehr beliebt. Als »Sloke« serviert man sie in Irland zu einem dicken Brei zerhackt, auf Siebe gestrichen und zu hauchdünnen Blättern getrocknet, als deftiges Gemüse zusammen mit Kartoffeln und Butter.

Die Algen gedeihen besonders gut an Flußmündungen. Dort ist die Zufuhr von Nährsalzen meist sehr hoch. Nori-Algen, die in Süßwasser gedeihen, verfügen über ein angenehm mildes Aroma.

Kultiviert wird Nori in Japan und Korea schon seit mehreren Jahrhunderten in großem Stil. Nirgendwo auf der Welt ist der Nori-Algenverbrauch so hoch wie in Ostasien. Allein die Japaner sollen jährlich mehr als zehn Milliarden Nori-Blätter konsumieren. Kleine Farmen gibt es darüber hinaus an den Pazifikküsten der USA, der Nordostküste und in Kanada. Die Algen werden meist in Betonbecken angezüchtet und im Frühherbst auf weitmaschige Netze zwischen festen Pfählen in Ufernähe ausgelegt. Nach einigen Wochen sind die Netze bereits dicht bewachsen, so daß die Algen mit der Hand geerntet werden können. Sie werden dann in Süßwasser mehrfach abgespült und anschließend zerkleinert und zwischen Matten gepreßt und getrocknet.

Nori-Blätter sollten dunkel und trocken aufbewahrt werden, da Licht und Luft dem Aroma schaden. Gut gelagerte Nori-Blätter von hoher Qualität erkennt man an glänzend schwarzen Blättern mit zartem Purpurschimmer; grünschwarze Blätter, die gar einen rosa Schimmer haben, sind falsch gelagert.

Nori-Blätter schmecken am besten geröstet. Sie haben ein angenehm würziges Aroma und duften, wenn man sie über der Gasflamme röstet, hervorragend. Allerdings muß man beim Rösten aufpassen: sie verbrennen leicht. Vorher verfärben sie sich jedoch grün, dann schmecken sie am besten.

Die Nori-Alge ist in bezug auf ihre gesundheitsfördernde Wirkung eine der wichtigsten Rotalgen: Sie verfügt über viele wertvolle Inhaltsstoffe (hoher Gehalt an Protein, Vitaminen und Mineralstoffen).

Verdauungsregulierung, Entschlackung und eine signifikante Senkung des Serumcholesterins sind die Hauptwirkungsweisen dieser Rotalge. Günstig ist ihr hoher Gehalt an ungesättigten essentiellen (guten!) Fettsäuren, die lebenswichtig sind für die unterschiedlichsten Stoffwechselvorgänge des menschlichen Organismus, u.a. für den Zellstoffwechsel und den Transport von fettlöslichen Vitaminen.

Nori gedeiht am besten im seichten Wasser, wo die großen Blätter während der Ebbe das Sonnenlicht voll aufnehmen können. Da das seichte Meerwasser eine geringere Mineralstoffkonzentration hat als die Tiefsee, enthalten Nori etwas weniger, jedoch im Vergleich zu Landgemüse immer noch mehr Mineralstoffe und Spurenelemente. Dazu kommen hohe Mengen an Betakarotin, Vitamin C und B-Vitaminen.

Insbesondere bei Blutarmut, hohem Cholesterinspiegel, bei Magengeschwüren und bakteriellen Infektionen kann eine Nori-Diät empfohlen werden. Wegen der keimtötenden Wirkung können auch effektive Hautumschläge mit Nori-Algen gemacht werden.

Lithothamnion-Alge (Lithothamnion calcareum)

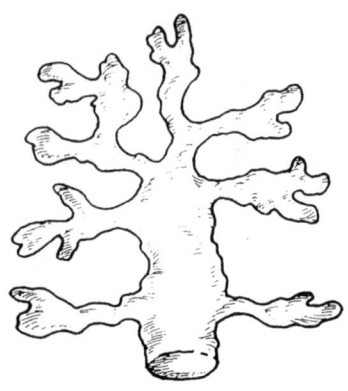

Eine besondere Algenart ist die Lithothamnion-Alge, die zur Familie der Kalkrotalgen gehört. Ihre Zellwände sind mit Calcitkristallen ausgekleidet, aus ihnen entstehen die Korallenriffe der tropischen Meere. Die Algen selbst jedoch sind zarte, zerbrechliche, rosarote, korallenförmige Pflänzchen, die zumeist frei am Boden von Meeresbuchten liegen. Die Kalkkrusten sind es, die der Alge später das Aussehen von Korallen geben.

Diese Algensorte ist sehr reich an Mineralstoffen, vor allem an Kalzium, Silizium, Magnesium, Kupfer und Zink. Der Hauptbestandteil ist natürlich das Kalzium, das auch als lebendes Kalzium bezeichnet wird, da diese Alge trotz ihres harten Kalkgewebes lebt und wächst.

Meeresfenchel (Chrithmum maritimum)

Meeresfenchel wächst wild an felsigen Meeresküsten und auf dem Meeressand des Atlantiks und des Mittelmeeres. Sie werden in der Bretagne kultiviert. Ihre Wurzeln können bis vier Meter lang werden. Therapeutisch können alle Teile der Alge genutzt werden, die fleischigen Blätter, die Wurzeln und auch die Samen. Aus den Samen wird ein ätherisches Öl gewonnen, das Meeresfenchelöl. Diese Alge kann man sehr gut roh essen, oder man bereitet einen frischen Tee daraus zu, der verdauungsfördernd und ausschwem-

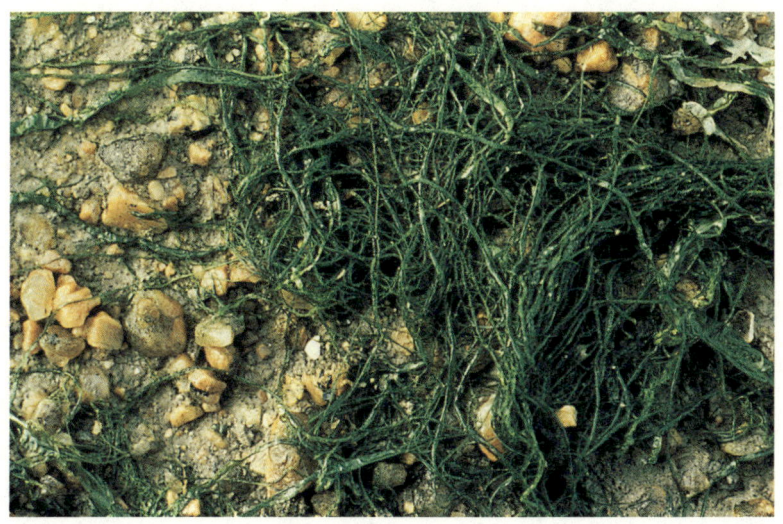

mend wirkt. Bei Hautkrankheiten kann man die frischen Algen auf die befallenen Hautstellen auflegen.

Grünalgen

Enteromorpha
Während Chorella die bekannteste Mikro-Grünalge ist, gibt es unter den Grünalgen auch Makroalgen, von denen die sogenannte *Enteromorpha* (es gibt sechs Sorten) die bekanntesten sind. Sie sind als hochwertige Eßalgen unter dem Namen Awo-nori und Ohashi-nori z.B.in Japan im Handel. Diese Alge ist reich an Polysacchariden, Aminosäuren, Proteinen und ätherischen Ölen. Auch einige antibakterielle Substanzen und vielerlei Vitamine konnten nachgewiesen werden.

Meeressalat (Laitue der mer, Ulva lactuca)
Meeressalat bzw. Laitue de mer ist der Sammelbegriff für eine Grünalgenart, die mit kurzen, bis zu 50 Zentimetern breiten Thalli in Form und Farbe an Blätter erinnert.
　Diese Grünalge ist in allen Weltmeeren heimisch. Am besten ge-

deiht sie in kalten, ziemlich flachen Zonen, wo sie relativ viel Sonnenlicht bekommt.

Sie wächst sowohl wild auf felsigem Untergrund als auch kultiviert. Vorwiegend findet man sie in Frankreich, wo sie zweimal pro Jahr geerntet werden kann.

Man kann sie frisch oder getrocknet kaufen. Sie sollte fünf bis zehn Minuten in Wasser eingeweicht werden, bevor man sie weiterverarbeitet. Sie eignet sich zum Rohessen oder Garen (am besten drei Minuten). Der Geschmack ist mild und würzig. Getrocknet sieht die Alge wie Spinat aus, dem sie auch im Geruch etwas ähnelt.

Mikroalgen: Spirulina, Chlorella und AFA

Die Erforschung der Mikroalgen hat in den letzten Jahrzehnten, ausgehend von den USA und Japan, einen enormen Aufschwung erlebt. Eine riesige Industrie für »Food Supplements« ist daraus entstanden. Allen voran ist Spirulina die Mikroalge mit der zur Zeit größten Nachfrage. Da sie leicht gezüchtet und mehrmals pro Jahr geerntet werden kann, wird sie recht preisgünstig angeboten.

Auch in Australien haben die Spirulina-Algen nicht zuletzt dank der unermüdlichen Arbeiten des Naturforschers Harald Tietze einen hohen Bekanntheitsgrad erlangt. In Deutschland stehen wir erst am Anfang der Entwicklung. Zu strenge Arznei- und Importbestimmungen machen es Algenprodukten außerordentlich schwer, sich durchzusetzen. Gesetze, die die Werbung über die gesundheitsfördernde Wirkung der Algen verbieten, lähmen die Verbreitung dieser für den Körper so wichtigen Produkte.

Hier nun die drei wichtigsten Vertreter der Mikroalgen:

1. Spirulina-Ursubstanz mit erstaunlichen Wirkungen

Vor rund 500 Jahren fanden die spanischen Eroberer Mittelamerikas bei den Azteken des mexikanischen Hochlandes einen merkwürdigen blaugrünen »Kuchen«, den die einheimischen *Tecuitatl* nannten. Die Azteken schrieben diesem »Kuchen« geheimnisvolle und überaus stärkende und heilende Wirkungen zu. Bei diesem Wundermittel handelte es sich um eine besondere blaugrüne Mikroalge, die ihren wissenschaftlichen Namen Spirulina ihrer spiralförmigen Struktur verdankt, die erst unter dem Mikroskop erkennbar wird. Mit dem Untergang des Aztekenreiches geriet *Tecuitatl* für Jahrhunderte in Vergessenheit.

1964 berichtete der belgische Botaniker Jean Leonard von gleichermaßen merkwürdigen blaugrünen »Kuchen«, die er auf Eingeborenenmärkten im Tschad entdeckt hatte. Er fand heraus, daß sie aus dem salzhaltigen Tschadsee stammten und aus der blaugrünen Mikroalge *Spirulina platensis* hergestellt wurden.

Seitdem überschlugen sich die einsetzenden Forschungen und Erkenntnisse über diese außergewöhnliche Alge.

Von den Zehntausenden verschiedener Algenarten nimmt Spirulina (*Spirulina platensis*) weltweit in vielerlei Hinsicht eine herausragende Rolle ein.

Die Mikroalge aus der Familie der *Cyanophyceae* (Cyanobakterien) ist in den alkalischen, stark salzhaltigen Soda-Seen heißer subtropischer Klimazonen beheimatet, vor allem in Asien, Afrika und Mexiko.

Grundlegende Forschungen wurden an Universitäten in Kanada, den USA, Japan und China betrieben. Die erste auffallende äußere Besonderheit von Spirulina ist ihre Zellwand aus sogenannten Mucoproteinen, die (im Unterschied zu der Mikroalge Chlorella oder zu den Makroalgen) keiner industriellen Aufschließung bedarf, da sie sich im Verdauungstrakt leicht auflöst. Weil sie so leicht verdaulich ist, steht diese mehrzellige Alge in vielen Ländern der Erde als fester Bestandteil auf dem täglichen Speiseplan. Doch auch in Europa ist Spirulina schon seit vielen Jahren als wertvolle Nahrungsergänzung bekannt, wenngleich man sich erst in letzter Zeit der weiterreichenden Besonderheiten dieser außergewöhnlichen Alge bewußt zu werden scheint. Spirulina liefert nicht nur hochwertiges Protein, sondern kann mit seinem Vitamin- und Mineralstoffgehalt helfen, die im Rahmen falscher Zivilisationsernährung eventuell auftretenden Vitalstoffdefizite in erheblichem Umfang auszugleichen.

Die Produktivität des Winzlings »Spirulina« ist jedoch inzwischen beachtlich: pro Hektar können in einem Jahr bis zu 30 Tonnen Algen von der Wasseroberfläche geeigneter Salzwasserbinnenseen abgeschöpft werden. Zum Vergleich: Bei Sojabohnen beträgt die Ernte pro Hektar nur drei Tonnen; Fleisch ist in der Erzeugung bekanntlich noch erheblich unwirtschaftlicher.

Spirulina platensis ist eine ideale Nahrungsergänzung für all jene, die zum Beispiel unter einem chronischen Mangelsyndrom leiden. Ferner für körperlich Geschwächte, Rekonvaleszenten, mangel- und unterernährte Kinder, Senioren, Dauergestreßte und Vegetarier, die auch auf jegliche Milchprodukte verzichten (Vitamin B_{12}-Mangel).

Zusätzlich eignet sich *Spirulina platensis* vorzüglich als Ergänzung während Fastenkuren und Diäten, auch solchen, die zur Gewichtsreduktion verordnet werden; beim Sport, zur Leistungserhaltung/Leistungssteigerung und idealerweise unterwegs auf Reisen, wo man erfahrungsgemäß eher etwas ungesünder lebt.

Bei einer Vielzahl von Krankheiten konnten erhebliche heilende Effekte von Spirulina in zahlreichen Studien belegt werden. Spirulina eignet sich als ergänzende Therapie bei folgenden Krankheiten:

Akne, Allergien, Blutarmut, Arthrose und Arthritis, chronische Gelenkbeschwerden, Depressionen, chronische Schmerzzustände, Migräne, Übergewicht, hohe Fett-, Blutzucker- oder Harnsäurespiegel, Bauchspeicheldrüsenentzündung, Leberzirhose, Gastritis, Magengeschwüre, Krebs, Aids, Immunschwäche, Atemwegsinfekte, Schwermetallvergiftungen u.a. (wissenschaftliche Berichte s. Kap. 3 »Algen auf dem Prüfstand«, S. 66ff.).

Spirulina ist kein Nahrungsmittel für die Massen wie die Kartoffel, doch könnte sie es möglicherweise einmal werden. Bislang hat sie schon den Stellenwert eines notwendigen, hochwertigen Nahrungsergänzungsmittels zu unserer mangelhaften Zivilisationskost.

Noch kann man Spirulina als Pulver oder Tabletten nur in Apotheken, Drogerien, Reformhäusern und im Direktversand kaufen. Leider gibt es mittlerweile auch zahlreiche recht unterschiedliche Spirulinaprodukte mit zum Teil sehr großen qualitativen Unterschieden. Diese Unterschiede liegen nicht nur in der Art des Tablettenpressens, sondern in erster Linie in der Herkunft der Algen und in den Kosten.

Anwendung:
Die empfohlene Tagesdosis der Mikroalge *Spirulina platensis* als Nahrungszusatz beträgt etwa dreimal täglich drei bis fünf Tabletten (Tabletten zu je 500 mg), was etwa bis zu 7,5 g entspricht Die Tabletten können geschluckt oder gelutscht werden. Das auch erhältliche Pulver kann mit Wasser angerührt oder über Speisen gestreut werden. In Zeiten stärkerer Belastung kann die Menge individuell und bedenkenlos erhöht werden. Die Mindesteinnahmedauer beträgt sechs bis acht Wochen. Als zusätzliche Nahrungsergänzung kann Spirulina wie jedes andere Nahrungsmittel dauerhaft eingenommen bzw. verspeist werden.

Die spirituelle Heilkraft der blaugrünen AFA-Algen vom Klamath Lake

Als vor etwa drei bis vier Milliarden Jahren die Erde soweit abgekühlt war, daß Regen entstehen konnte, bildete sich aus Aminosäuren erstes Leben in Form von Einzellern. Diese Lebewesen, aus denen im Laufe von Jahrmillionen alle anderen Arten hervorgingen, entwickelten sich trotz ihrer Einfachheit so perfekt, daß sie bis heute allen Veränderungen auf unserem Planeten, wie z. B. den Jahrtausende dauernden Eiszeiten oder Sintfluten, trotzen konnten. Sie paßten sich in vollkommener Form den jeweiligen Bedingungen an, ohne jemals auszusterben.Die erste und bedeutendste Alge dieser Art war die blaugrüne Mikroalge *Aphanizomenon Flos Aquae*, kurz AFA-Alge genannt.

Inmitten der uralten Vulkane der Cascade Mountains, geschützt zwischen dem heiligen Mount Shasta im Süden und Mount Mazama im Norden, liegt im Crater Lake Nationalpark in Oregon in etwa 1000 Meter Höhe ein einzigartiger Vulkansee. Der Klamath Lake hat eine Ausdehnung von über 250 Quadratkilometern. Er ist der einzige bekannte und zugängliche See, wo die AFA-Algen in einer einzigartigen Fülle wild wachsen. Je mehr von den einen Zentimeter langen, freischwimmenden Mikroalgen von der Oberfläche abgeschöpft werden, desto mehr bilden sich in unvorstellbarer Geschwindigkeit wieder nach.

Zellaufbau

Die Zelle der AFA-Alge ist einfach strukturiert. Sie besteht lediglich aus einer zähflüssigen Zellwand, in der sich Zellflüssigkeit mit einigen Organellen befindet. Die für die Zellteilung notwendige DNA ist nicht von einer Zellmembran umschlossen; solche zellkernlosen Mikroorganismen werden prokaryotisch genannt: Ihre genetische Information ist nicht in einem Zellkern gespeichert, sondern über die gesamte Zelle verteilt. Dies ermöglicht ihnen, sich sehr schnell auf Umweltveränderungen einzustellen und sich entsprechend anzupassen.

Diese AFA-Algen kann man auch als Cyanobakterien oder blaugrüne Bakterien klassifizieren. Andere Mikroalgen können, wie Spirulina, auch zellkernlos sein oder sie besitzen Vorstufen eines Zellkerns, wie z. B. die Chlorella-Algen.

Aus den blaugrünen Mikroalgen, der Ursubstanz allen Lebens, haben sich alle anderen Lebensformen entwickelt. Ihre Grundstruktur ist heute noch in den drei großen Zweigen zu erkennen, die aus ihnen hervorgegangen sind.

Der Klamath Lake im Süden des US-Staates Oregon ist bisher trotz seiner Größe von Tourismus und Industrie weitgehend verschont geblieben. Er liegt inmitten einer idyllischen, völlig unberührten Natur. Während sich des Sees der Mount Shasta, mit 4380 Metern der höchste Berg Kaliforniens, erhebt, wird der See im Nordwesten durch einen riesigen Vulkanberg, den Mount Mazama begrenzt. Sein letzter Ausbruch war vor 7000 Jahren und soll gigantische Ausmaße gehabt haben. In alten Legenden der Indianer heißt es, daß die ganze Bergkappe explodiert sei und Gesteinspartikel und Vulkanasche aus dem Innersten der Erde weit in das Umland verstreut wurden. Wertvolle Mineralstoffe sind so aus großen Tiefen ans Tageslicht befördert worden.

Diese weit verteilten Mineralien und Spurenelemente werden seitdem durch Regen und Schmelzwasser kontinuierlich in den Klamath Lake geschwemmt. Dort liegen sie in einer über acht

Meter dicken Schicht und dienen als eine Vorratskammer für den Nährstoffbedarf der genügsamen Algen. Ihnen reichen wenige Zentimeter dieser Mineralienschicht, um sich für Jahrzehnte zu ernähren. Der Zustrom von frischem Wasser aus dem Wood River und dem Williamson River sowie Hunderten von kleinen Bächen garantiert dem See dauerhaft reines und mineralstoffreiches Quellwasser. Durch seine besondere Lage in den regenreichen Cascade Mountains im Westen und den im Osten beginnenden Wüstengebieten mit klarer trockener Luft entsteht über dem Klamath Lake ein einzigartiges Klima mit beinahe 300 Sonnentagen pro Jahr. Dadurch haben die Algen ideale Bedingungen für ein kräftiges Wachstum. Zwischen Mai und Oktober steigen sie an sonnigen ruhigen Tagen in zentimeterdicken Schichten an die Oberfläche. Dort werden sie seit einigen Jahren mit besonderen Booten, die speziell für das Algenabschöpfen gebaut wurden, geerntet. Drei US-Firmen teilen sich die Rechte an der Ernte.

Dabei besteht keine Gefahr, das ökologische Gleichgewicht des Sees zu stören. Je mehr Algen abgeschöpft werden, desto mehr Sonnenlicht erreicht die unteren Schichten des Sees, so daß mehr Lichtenergie für stärkeres Wachstum zur Verfügung steht. Ein wunderbarer, scheinbar nie endender Kreislauf, der das stetige Wachstum einer Algenart garantiert, die wie kaum eine andere über hochkonzentrierte Vitamine und Mineralstoffe in reinster Form verfügt.

Die Ernährungswissenschaftler sind sich heute darüber einig, daß die Nahrung unser Wohlbefinden wesentlich beeinflußt. Auf einen Nenner gebracht: Je besser und natürlicher die Nahrung, desto besser die geistige und körperliche Gesundheit: »Du bist, was du ißt.« Da unsere Nahrung vielfach ungenügend Vitalstoffe enthält, ist eine Ergänzung des täglichen Nahrungsplans mit Algen unerläßlich. Daß dabei auch andere Faktoren, wie Bewegung, Schlaf, ein harmonisches Gefühlsleben etc., eine Rolle spielen, steht außer Frage. Trotzdem: Die Informationen, die wir unserem Körper mit der Nahrung zuführen, sind so entscheidend, daß Gehirnfunktion und emotionale Stabilität von jeder Mahlzeit beeinflußt werden. Das ist leicht nachvollziehbar: Fettes, schweres Essen macht denk- und bewegungsfaul, während leichte Mahlzeiten kräftigend und inspirierend wirken. Algenzusätze beleben und motivieren.

Wirkung von AFA-Algen

Diese Alge bildet (ebenso wie Spirulina, die auch zu den blaugrünen Mikroalgen gehört) heute die Basis der Nahrungskette. Im Unterschied zu Spirulina soll die AFA-Alge jedoch eine tiefgreifende Wirkung auf Körper, Geist und Seele ausüben. Diese geht sogar soweit, daß man ihr aufgrund ihrer Schwingung ähnlich wie bei den Blütenessenzen besondere Fähigkeiten auf der feinstofflichen Ebene zuschreibt. Dabei spielt der genetische Code eine wichtige Rolle, da seine Heilkraft dazu führt, daß bei der ständig stattfindenden Zellerneuerung die Zellen fortwährend von den Algenbausteinen (einfache Aminosäuren) repariert werden.

In gewisser Hinsicht hat besonders die AFA-Alge die zentrale Aufgabe, Leben auf der Erde nicht nur immer wieder anzuregen, sondern auch dauerhaft zu erhalten, sprich das Überleben auf unserem Planeten sicherzustellen. Dabei hat sie die außergewöhnliche Fähigkeit, als Gemeinschaft zu agieren und doch individuell zu funktionieren. Wenn man diesen Organismus ißt, konsumiert man in gewisser Weise auch die Information zu globaler Ordnung und diese wird gleichzeitig Teil von einem selbst. Die Essenz der AFA-Alge wäre so in der Lage, biologische Informationen in kürzester Zeit global auszutauschen. Erst jetzt beginnt die menschliche Gesellschaft, sich bewußt und harmonisch mit diesen mysteriösen, einzelligen Wassergeschöpfen zu verbinden. Die AFA-Alge kann uns helfen, wieder zur Natur, zu unseren Wurzeln zurückzufinden. In dieser Verbindung können wir wieder die Nähe zur Natur spüren und eins mit ihr werden. Aus dieser Einheit erwächst körperliches wie seelisches Heil. Sie unterstützt uns, die Qualität der Nahrung zu erfassen, Dankbarkeit zu spüren und uns der Urkraft der Natur wieder bewußt zu werden. Die AFA-Alge ist bei folgenden Symptomen als Begleittherapie zu empfehlen: Gedächtnisschwäche, Konzentrationsmangel, Unlust, Antriebslosigkeit, Streß, Müdigkeit und Depressionen.

Aminosäuren sind die Bausteine der Neuropeptide, die wiederum die Nahrung der feinen Neurotransmitter des Nervensystems bilden. Sie enthalten die essentiellen B-Vitamine und Lipide (Fette), die für eine optimale Funktion der Nerven und des Gehirns gebraucht werden. Sie sind in der Lage, die Lernfähigkeit und Flexibilität des Gehirns zu steigern.

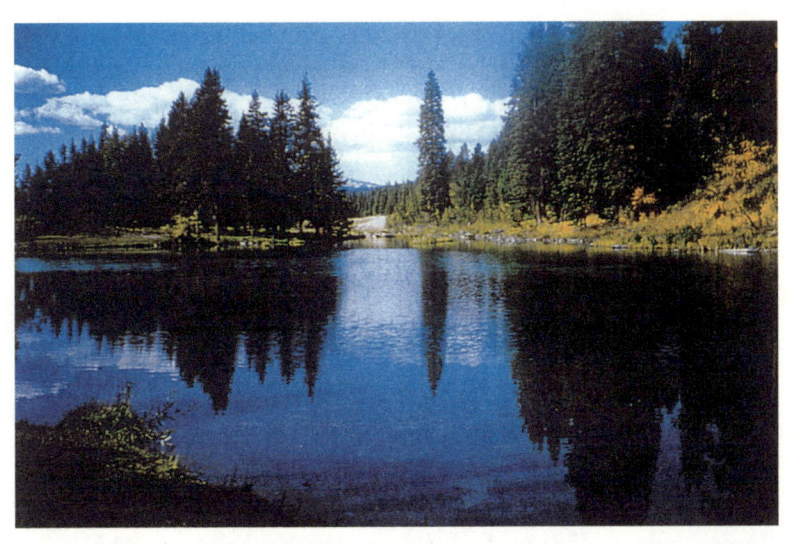

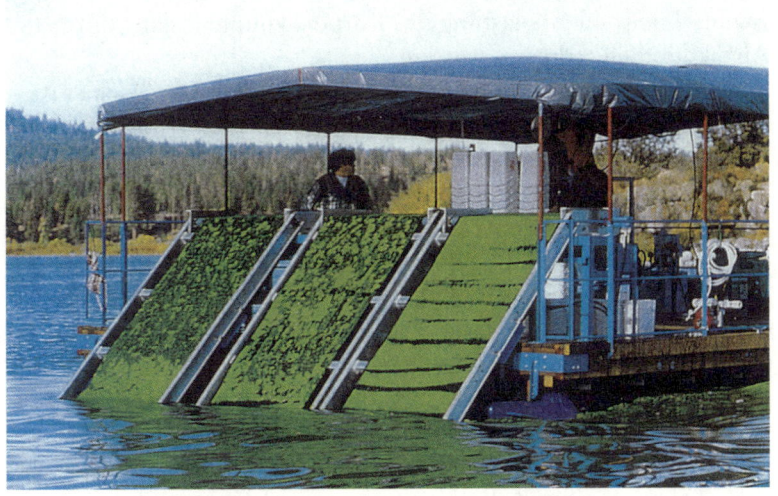

AFA-Algen enthalten soviel Energie, daß die meisten Menschen nur ca. ein bis zwei Gramm täglich brauchen, um ihre innere Balance zu unterstützen. Die regelmäßige Einnahme bringt:

- erhöhte Vitalität, Leistungsfähigkeit und gesteigertes Erinnerungsvermögen
- erhöhte Konzentrationsfähigkeit
- Entlastung bei Erschöpfungssymptomen
- psychisches Wohlbefinden, ruhigen Schlaf
- bessere Verdauung
- mehr Ausgeglichenheit und Lebensfreude

Sie schwemmen Schlacken aus, schützen und reinigen zugleich. Sie helfen entscheidend mit, Schwermetalle aus den Körper- und Gehirnzellen auszuschleusen, aber auch radioaktive Substanzen. Den Kindern von Tschernobyl wird diese Alge deshalb zum Abbau der Strahlenbelastung, die ihre Erbsubstanz (DNA) angreift, verabreicht; die Strahlenbelastung des Körpers konnte bislang durch die Algen deutlich reduziert werden.

Sie wirken, indem sie Sauerstoff einschleusen. Das hochwertige Chlorophyll der Alge ist ein besonders guter Träger von Sauerstoff und Sonnenlicht im menschlichen Blut. Krankheiten hängen immer auch mit einer Unterversorgung der Zellen mit Sauerstoff zusammen. Darüber hinaus enthalten die AFA-Algen eine Fülle von Aminosäuren, die die Bausteine unserer Zellen sind. Schon 1,5 Gramm (ein gehäufter Teelöffel) enthalten 450000000 Aminosäuremoleküle in genau jener Zusammensetzung, die der Mensch braucht.

AFA-Algen bauen körperlichen und psychischen Streß ab. Menschen, die Erfahrungen mit der Einnahme dieser Algen haben, berichten von einem Gefühl erhöhter Energie und Lebensfreude, dem Abbau von Streß, Beklemmungen und Depressionen, Entlastung bei unbehaglichen Symptomen wie Erschöpfung, Allergien, Verdauungsstörungen etc., sowie von einem häufig verbesserten Erinnerungsvermögen und geistiger Klarheit.

Auch die Seele wird durch sie gestärkt. Ein gutes Nahrungsmittel überträgt gute Informationen in den Körper des Menschen. Die wildgewachsenen Bluegreen-Algen enthalten die gesamte genetische Information seit Beginn der Erde. Solche Nahrung stärkt unsere tiefsten Bereiche, wie den Hypothalamus und die Zirbeldrüse, die alle anderen Drüsen steuern. Das ist die vielleicht wichtigste Bedeutung dieses einmaligen Mikroorganismus: die Wiederherstellung dieser Balance, die aus sich heraus reguliert und steuert. Ihnen beim Verspeisen eine gewisse Achtung zukommen zu lassen, hat weitreichende positive Auswirkungen auf Körper und Psyche. Der Leser, der gewohnt ist, vor jeder Mahlzeit mit einem Gebet des Dankes seinen Respekt und seine Hochachtung vor dem Geschenk der Nahrung auszudrücken, wird sicher verstehen, was ich meine.

In erster Linie versorgen die AFA-Algen jedoch durch ihren hohen Gehalt an Vitaminen, Proteinen, Kohlenhydraten, Mineralien und Spurenelementen den Körper mit lebenswichtigen Vitalstoffen.

Besonders hoch ist der Gehalt an Vitamin B_{12}. Dieser ist siebenmal so hoch wie der von Spirulina (pro Gramm).

Der wahrscheinlich größte Wert der AFA-Alge ist jedoch nicht ihre Nährstoffkonzentration oder die hohe Konzentration an Botenstoffen der sog. Neuropeptide, sondern vielmehr ihre verblüffenden Effekte auf das Nervensystem im allgemeinen und im speziellen auf die Hypophyse, die Zirbeldrüse und die Strukturen des Hypothalamus. Die AFA-Alge wird oft als »Elixier für den Gehirnstoffwechsel« bezeichnet, da eine Vielzahl von Gehirnfunktionen bei längerer Einnahme positiv beeinflußt wird: Menschen die seit vielen Jahren AFA einnehmen, berichten von einer insgesamt gesteigerten mentalen Wachsamkeit und Widerstandskraft, einem besseren Kurz- und Langzeitgedächtnis, erhöhter Kreativität und »Klarsicht«.

Anwendung

Die Anwendung der AFA-Alge beschränkt sich zur Zeit ausschließlich auf Kapseln bzw. Tabletten mit standardisiertem Inhalt von 250 mg. Man sollte mit zwei bis drei Kapseln pro Tag beginnen und dann die Dosis z. B. wöchentlich um eine Kapsel steigern, um den Organismus langsam an das erhöhte Energieniveau zu gewöhnen.

So können anfängliche Blähungen und Verdauungsstörungen vermieden werden. In der Regel sollten sechs Kapseln pro Tag jedoch nicht überschritten werden, wenngleich auch dies unbedenklich wäre, da die Alge kein Medikament, sondern ein Lebensmittel mit hohem Vitalstoffgehalt ist.

Die beste Zeit für die Einnahme ist zunächst eine halbe Stunde vor der ersten Mahlzeit, da der Körper am Vormittag vornehmlich mit der Ausscheidung der Schlacken des Vortags beschäftigt ist. In dieser Zeit unterstützt ein großes lauwarmes Glas Wasser zusammen mit den Algen diesen Entgiftungsprozeß. Ideal wäre natürlich ein halber Liter frisches Quellwasser.

Bei Steigerung der Algenmenge kann die Dosis über den Tag verteilt werden, wobei nachmittags die letzten Kapseln genommen werden sollten, da eine zu späte Einnahme wegen des erhöhten Energieniveaus Einschlafschwierigkeiten bereiten könnte.

Wichtig ist, daß die Algen täglich und über mindestens drei Monate eingenommen werden. Erst dann kann eine erste Bestandsaufnahme über die erzielte Wirkung erfolgen.

Da es sich um reine, sehr vitalstoffreiche Uralgen handelt, sollte die Einnahme nach Möglichkeit einer Art Zeremonie gleichen. Aufmerksamkeit, Respekt und Dankbarkeit sollten Einnahme und Trank begleiten; in diesem Zusammenhang ist eine tiefe energievolle Atmung empfehlenswert.

Chlorella – Entgiftung und Entschlackung des Körpers

Chlorella (*Chlorella pyrenoidosa*) ist eine sehr nährstoffreiche, einzellige Grünalge. Obwohl Chlorella eine der ältesten Lebensformen dieser Erde ist, wurde sie erst 1890 entdeckt. Sie wird für eines der ersten Glieder in der Nahrungskette gehalten, welche die ursprünglich zunächst anorganische Oberfläche unseres Planeten in eine lebenspendende und grüne Umwelt verwandelte. Seit etwa 1950 wird diese Mikroalge besonders in Japan umfassend als Nahrungsmittel erforscht. Der Einsatz von Chlorella ist in Japan und USA sehr populär.

Von den zahlreichen Nährstoffen ist besonders der hohe Gehalt von zwei bis drei Prozent an Chlorophyll hervorzuheben. Chlorophyll ist bekanntlich die einzige Natursubstanz, welche die Sonnenenergie über die Ernährung an den Menschen weitergeben kann. Darum der Name, der frei übersetzt etwa »kleines Grünes« bedeutet. Die Mikroalge Chlorella ist von Natur aus sehr komplex aufgebaut. Sie enthält acht essentielle und elf weitere Aminosäuren. Das Eiweiß in Chlorella ist ein vollwertiges Pflanzenprotein. Im weiteren ist Chlorella eine natürliche Quelle von Mineralstoffen und Vitalstoffen, die in sehr großen Mengen vorhanden sind. Chlorella besitzt eine feste Zellulosewand mit Einlagerungen von Sporopollenin. Die Nährstoffe, die diese Hülle schützt, tragen als Biokatalysatoren umfassend zum reibungslosen Ablauf lebenswichtiger Stoffwechselprozesse bei.

Chlorella ist äußerst ökonomisch im Anbau. Sie vermehren sich mit rasanter Geschwindigkeit und liefern mehr Ertrag pro Hektar als jedes andere Lebensmittel. Innerhalb von 24 Stunden kann sie sich um das 40fache vermehren. Sie liefert pro Hektar 20mal soviel Eiweiß wie Sojabohnen und 95mal soviel Eiweiß wie Weizen. Eiweiße tierischen Ursprungs, die fünfmal soviel Bodenfläche erfordern wie Getreide, läßt diese mikroskopisch kleine Alge erst recht weit hinter sich.

Chlorella eignet sich insbesondere als ausgewogene Nahrungsergänzung in Phasen der Entgiftung und Entschlackung, vor allem in den Wintermonaten, wo bekanntlich mehr (insbesondere Süßigkeiten) gegessen wird.

Chlorella ist wie kaum eine andere Alge in der Lage, Umweltgifte in nennenswertem Umfang zu binden und auszuscheiden.

Leider sind die vielen wertvollen Inhaltsstoffe von den starken Zellwänden so intensiv eingeschlossen, daß man davon ausgehen muß, daß die Zellwände während der Verdauung nicht ausreichend aufgeschlossen werden können, so daß ein nicht unerheblicher Teil der Inhaltsstoffe wieder ausgeschieden wird.

Gerade aber wegen des hohen Zellulosegehalts der Zellwände eignet sich Chlorella hervorragend zur Entschlackung und Entgiftung des Körpers.

Zucker, Harnsäure, Fette und eine Vielzahl von unterschiedlichsten Giftstoffen können von den Zellulosestrukturen der Zellwand gebunden und ausgeschieden werden.

Eine schon im Zusammenhang mit Braunalgen oben erwähnte japanische Studie konnte Nachweise erbringen, daß auch zwei Grünalgen (Cladophorosis vaucheriaeformis) eine starke antitumoröse Aktivität besitzen – eine Eigenschaft, die auch auf Chlorella bezogen werden kann.

Der weltweite Einsatz von Meeresalgen

Die überwiegende Mehrzahl der Meeresalgen, die heute Verwendung finden, sind Makroalgen. Sie werden für die Nahrungsmittelindustrie verarbeitet. Jährlich sind dies weltweit etwa zwei Millionen Tonnen Rohalgen (Frischgewicht) im Wert von mehr als drei Milliarden US-$. Den Hauptanteil bilden dabei Nori, Wakame und Kombu.

Daneben entfallen 1,54 Millionen Tonnen im Wert von 510 Millionen US-$ auf die industrielle Verwendung der Inhaltsstoffe (Alginate, Carrageenan und Agar), die als Stabilisierungsmittel für Gelees, Pudding, Fleischkonserven, Fruchtsäfte, Speiseeis, Kakaogetränke, Salatsaucen, Wursthüllen, Bonbonfüllungen und vieles andere verwendet werden. Dazu kommt die Nutzung als Nährböden für Mikrobiologie, medizinische Kapselhüllen, in Zahnpasta oder Lippenstiften oder die Verwendung in der Zahnheilkunde (Gebißabdruck).

Auch als Dünger in der Landwirtschaft, als Alginatkunstseide in der Textilindustrie oder als Druckfarben in der Farbenindustrie finden Algen Verwendung. Für Heilzwecke werden seit einigen Jahren Komplexpräparate von Eßalgenmischungen (Makroalgen) hergestellt.

Diese setzten sich zumeist aus verschiedenen Braun- und Rotalgen zusammen. Einen besonderen Stellenwert für Heilzwecke nehmen in Japan und Amerika bereits seit bedeutend längerer Zeit die Mikroalgen ein. Ihr wichtigster Vertreter, die blaugrüne Mikroalge Spirulina, wird schon seit vielen Jahrzehnten zu Heilzwecken gezüchtet. Mit Chlorella-Algen und nun seit einigen Jahren auch AFA-Algen vom Klamath Lake sind zwei wichtige Mirkoalgen hinzugekommen, die durch ihre zunehmende Beliebtheit als Stärkungs- und Heilmittel einen beträchtlichen Anteil an dem weltweiten Algenanbau haben. Die Mikroalgen bestechen insbesondere durch die Tatsache, daß sie das kostengünstigste, nahrhafteste und vollständigste Lebensmittel auf unserem Planeten sind und daß ihre Anbau- und Lagerfähigkeit nahezu unbegrenzt ist. Bei den Inhaltsstoffen, die sie als hochwertiges Lebensmittel auszeichnen, handelt es sich um folgende: alle essentiellen Aminosäuren (im richtigen Verhältnis), die sehr wichtigen Omega-3-Fettsäuren und Omega-6-Fettsäuren, das volle Vitaminspektrum (wobei eine besonders hohe Konzentration an Vitamin B_{12} auffällt), Glycolipid und Sulfonolipide, 17 verschiedene Betakarotine, über 2000 Enzyme und ein volles Spektrum von gut aufnehmbaren Mineralien, darunter viel Eisen und Magnesium. Die blaugrünen Mikroalgen verfügen zudem über einen sehr hohen Gehalt an Phycocyanin, welches nachweislich das Immunsystem stärkt und krebsvorbeugend wirkt. Spirulina besitzt deutlich höhere Werte sowohl an Phycotenen wie auch an Gammalinolsäure, als in AFA-Algen enthalten ist. Gammalinolsäure kommt sonst nur in der Muttermilch in einer vergleichbar hohen Konzentration vor.

Ernte und Gewinnung

Algen werden heute in großen Algenzuchtanlagen im Meer kontrolliert gezüchtet und geerntet.

Die größten dieser schwimmenden Algenbecken befinden sich in Europa vor der Bretagne, insbesondere vor Quessant. Hier kann man die schwimmenden Umrandungen der Becken bereits vom Ufer aus erkennen. Vorwiegend werden Braun- und Rotalgen gezüchtet und zumeist auch zweimal pro Jahr geerntet, um sie dann weiterzuverarbeiten. Wildwachsende Algen, die sich für den ernährungmedizinischen Bedarf eignen, findet man vorwiegend in Norwegen, Chile und Japan.

Die biologische Wirksamkeit von fertigen Algenpräparaten ist abhängig von der Art der Alge und ihrer Herkunft sowie der Erntezeit. Daneben spielen die Art der Zucht und Ernte eine ebenso wichtige Rolle wie die anschließende Verarbeitung.

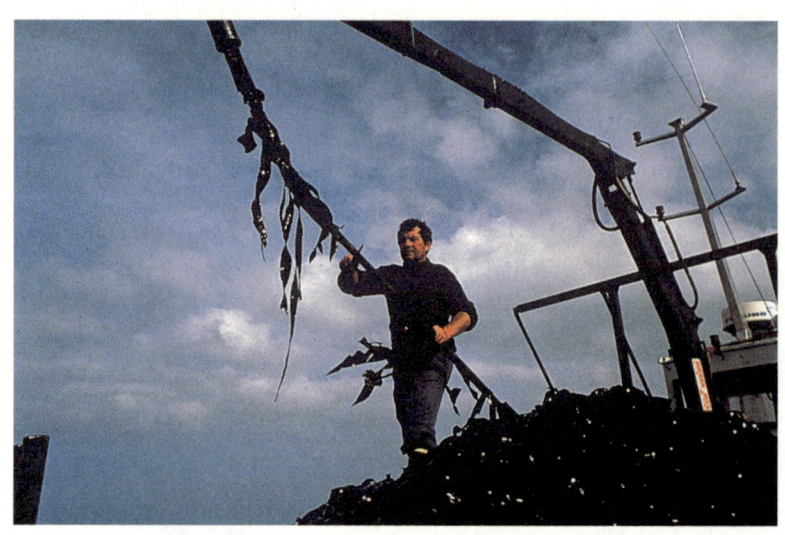

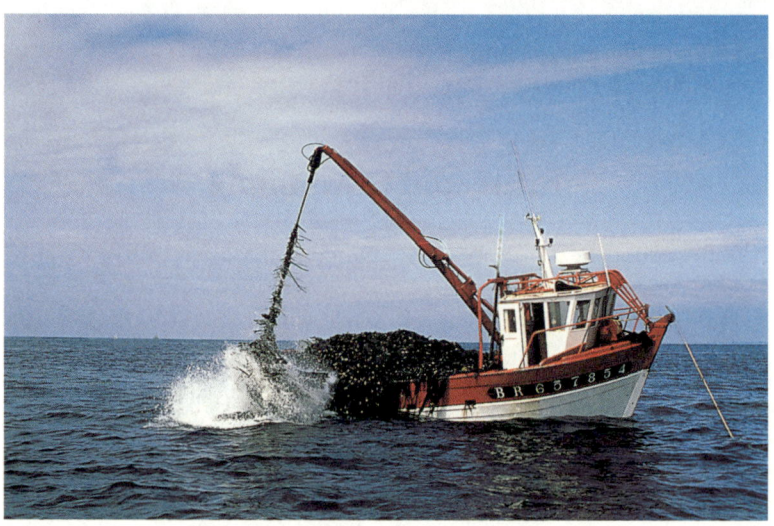

Verschiedene Formen der Algengewinnung

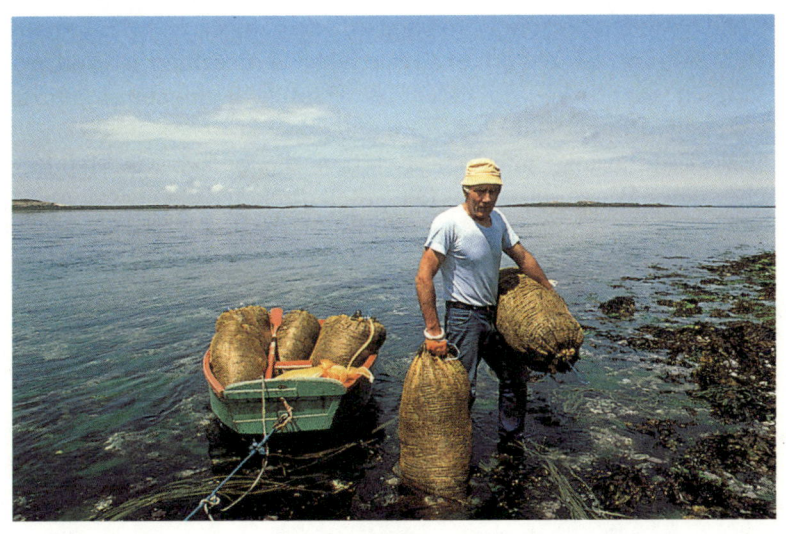
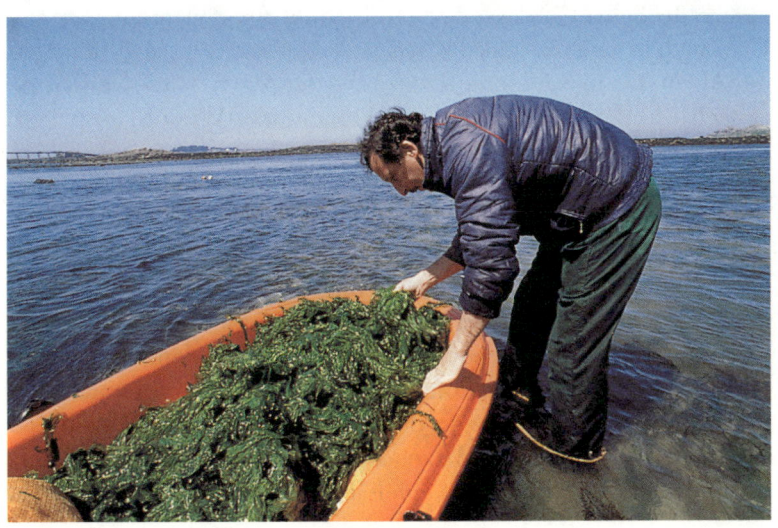

Die beste Ernte ist in Bereichen möglich, wo starke Strömungen dafür sorgen, daß das Meerwasser nicht verunreinigt ist und wo reichlich Sauerstoff vorhanden ist. Häufige Sonneneinstrahlung wirkt begünstigend auf Wachstum und Qualität.

Die Ernte erfolgt mit Spezialschiffen, die ähnlich wie Mähdrescher unter Wasser arbeiten. Die geschnittenen Algen werden mit einem Saugsystem an Bord geholt. In schlecht zugänglichen Klippenfeldern, z.B. in der Bretagne, ernten vereinzelt Taucher die Pflanzen noch auf konventionelle Weise mit Sicheln.

Je nach Algensorte findet die Ernte zu unterschiedlichen Jahreszeiten statt. Die meisten Algen werden im Frühjahr bei voller biologischer Aktivität geerntet.

Verarbeitung der Meeresalgen

Der erste Schritt der Weiterverarbeitung für den medizinischen Gebrauch ist jedoch zunächst das Waschen und intensive Reinigen der Algen. Dann erfolgt die Trocknung der Algen. Dazu werden sie zunächst in der Sonne (meist auf Dünen oder Wiesen) ausgelegt, um den Wassergehalt durch natürliche Verdunstung zu reduzieren. Dabei verringert sich der Wassergehalt um bereits 70 Prozent. Anschließend kommen die Algen vielerorts noch immer in einen Heißluftofen, wo sie nochmals zehn Prozent Wasser verlieren. Danach werden sie zerkleinert und zermahlen.

Eine weitere Möglichkeit der Aufarbeitung und des Aufschließens der Algen ist ein Pulverisationsverfahren, bei dem die Algen in einem Gasstrom zu einer homogenen Suspension aufbereitet werden. Durch die Turbulenz in der Mühle reiben die Algenpartikel aneinander, in Folge zerplatzen die Zellwände. Das gewonnene Pulver ist mikronisiert, es hat einen höheren Feinheitsgrad.

Der Verarbeitung der Algen muß rasch und schonend erfolgen, solange die Pflanzen noch frisch sind. Ansonsten werden sie schnell schlecht und fangen an, sehr intensiv zu riechen. Wenn Meeresalgen nicht frisch (roh oder gegart) erhältlich sind, besteht die Möglichkeit, sie zerkleinert in Kapsel- oder Tablettenform gepreßt zu kaufen.

Leider sind die Algen nur bedingt nutzbar, wenn sie zuvor durch zu starkes Erhitzen getrocknet wurden. Zu viele Inhaltsstoffe werden dadurch zerstört. Dieses Verfahren des Erhitzens und der Pulverisierung war lange Zeit notwendig, da dem menschlichen Körper ein bestimmtes Enzym, die Zellulase, fehlt. Dieses Verdauungsenzym wäre in der Lage, den holzigen Pflanzenstoff, die Zellulose, aufzuschließen.

Erst dann könnten die vielen lebensnotwendigen Nährstoffe vom Körper aufgenommen werden. Da der Mensch dieses Enzym aber nicht besitzt, müssen die Zellwände der Algen in einem Verarbeitungsverfahren auf andere Weise aufgeschlossen werden.

Dies geschieht durch die Gefriertrocknung, *Lyophylisation* genannt. Erst wird den Algen Wasser entzogen, und schließlich werden sie mikrofein zu Pulver zerkleinert. Durch dieses aufwendige, aber sehr schonende Verfahren werden die wertvollen Wirkstoffe in ihrer natürlichen Zusammensetzung konzentriert und erhalten.

Die Lyophylisation ist ein sehr häufiges Verfahren, bei dem die Algen bei Temperaturen zwischen minus 20 und minus 45 Grad vorgekühlt werden. Anschließend wird das Wasser in einer Vakuumkammer durch Verdampfung der Eiskristalle entzogen. Diese Methode eignet sich ausgezeichnet zum Verarbeiten der Algen, da kaum Wirkstoffe verlorengehen und das entstehende Pulver lange haltbar und vollständig rein ist.

Eine andere Art der Gewinnung sind alkoholische Auszüge aus getrockneten Algen mit dem Nachteil, daß manche wertvolle Wirkstoffe verlorengehen.

Bei der *Cytofiltration*, wie sie im Labor von Göemar, einem Labor der Firma Thalasso-plus, durchgeführt wird, wird in einem speziell patentierten Verfahren intrazelluläre Flüssigkeit von frischen Algen gewonnen.

Vereinfacht könnte man sagen, die Algen werden ausgepreßt, um so ihren hochwertigen Saft zu bekommen.

Dieser enthält das volle Wirkspektrum an Mineralien, Spurenelementen, Aminosäuren und Vitaminen. Um diesen Zellsaft zu erhalten, werden die Algen nach der Ernte sofort schockgefroren und später bei minus 50 Grad verarbeitet. Nach der Mikrozerkleinerung und dem Zentrifugieren erhält man eine intrazelluläre Algenflüssigkeit aus der dann das sogenannte »Cytofiltrat« entsteht.

Seetangextraktion in der Firma Takara

Die kleine japanische Firma Takara stellt einen außergewöhnlichen Algenextrakt aus Kombu-Algen her. Die Erfolge mit diesem Kombuextrakt hat die Firma ihrer intensiven Algenforschung zu verdanken, die wohl, auch in Japan, einzigartig ist.

In einem modernen Lagerhaus werden die getrockneten Braunalgen bei genau 7° C und 40 Prozent Luftfeuchtigkeit aufbewahrt. Dabei reicht es nicht aus, die Wirkstoffe zu extrahieren, vielmehr wird besonderer Wert auf langsames Auskochen bei 95° C gelegt. Denn dann entsteht eine neue Substanz, abgekürzt DHCP. Diese soll, wie erste Versuche im Reagenzglas schon bewiesen haben, Krebszellen bremsen können.

Der Tang kommt zum Abkochen in einen Kessel, dazu muß er zuvor gemahlen werden. Die Algenmasse wird mindestens zwei Stunden bei 95° C erhitzt. Danach wird sie in einer Zentrifuge grob konzentriert.

Im nächsten Arbeitsgang folgt dann eine Filtration durch über 50 einzelne Filterstufen. Es muß noch ein Ultrafiltrationsprozeß nachgeschaltet werden, über Ultrafiltermodule, die auch in der Medizin, z.B. bei der Dialyse, eingesetzt werden. Heraus kommt eine extraktreiche Flüssigkeit, der das Wasser aber noch gänzlich entzogen werden kann.

Die Qualität der Algen

Die Frage nach der Qualität der Algen ist von großer Bedeutung, da es auf dem Markt in großer Zahl minderwertige Qualitäten aus fragwürdigen Regionen gibt. Besonders Algen aus dem asiatischen Raum werden sehr billig angeboten; jedoch ist ihr Reinheitsgrad außerordentlich bedenklich, da sie keinerlei Kontrolle unterliegen. In Frankreich gibt es eine Gesellschaft, die »Filière d'Algues«, in der sich die wichtigsten Algenproduzenten zusammengeschlossen haben. Mitglied dieser Organisation kann werden, wer mit seinen Algenprodukten einen gewissen Qualitätsstandard vorweisen kann. Dieser wird dann durch ein staatliches Labor regelmäßig überprüft. So ist gewährleistet, daß nur Algenprodukte bester Qualität auf den Markt gebracht werden.

Grundsätzlich besteht die Möglichkeit, bei regelmäßigem Bezug von Algenpräparaten diese in einem Meereslaboratorium überprüfen zu lassen, bzw. dort anzufragen, was bislang über den jeweiligen Algenproduzenten bekannt ist. Für Essalgen ist die »Aquacole d'Quessant« die beste Adresse, für Kosmetikprodukte ist dies das »Laboratoire de la mer-Algologie« sowie das »Laboratoire Goemar«. Nähere Informationen erhält man in Deutschland über die Firma Thalasso plus in Saarbrücken (s. Anhang, S. 176).

Kapitel 3

Algen auf dem Prüfstand

*Gehst Du zwei Schritte auf die Natur zu,
so kommt sie Dir vier Schritte entgegen.*
Ted Thomas

Die zur Zeit wohl engagierteste Algenforscherin ist die französische Algologin Mireille Jochum Guillou, die mehrere Meereslaboratorien an der französischen Atlantikküste, aber auch in Saarbrücken betreibt. Ihre Studien über die Zusammensetzung und Wirkungsweise der Algen sind in Europa einzigartig.

Die wichtigsten Algenbestandteile

Eine allgemein verbindliche Aussage zur quantitativen Algenzusammensetzung läßt sich auf Grund der Vielfalt der Algen und der unterschiedlichen Wasserqualitäten nicht treffen. Zu unterschiedlich sind die einzelnen Algen in ihrem Aufbau und zu unterschiedlich ist die Qualität, oder besser gesagt, der aktuelle Verschmutzungsgrad des jeweiligen Gewässers. Es läßt sich leicht nachvollziehen, daß eine um Helgoland gezüchtete Braunalge eine andere Nährstoffzusammensetzung aufweist, als eine im Norden Kanadas gezüchtete. Wenn außer dem Reinheitsgrad des Gewässers noch ein hoher Mineraliengehalt, wie z.B. in Kanada in der Nähe der dortigen Vulkanküste, dazukommt, variiert natürlich auch der Mineralstoffgehalt der Alge erheblich.

Quantitative Aussagen über die Inhaltsstoffe der jeweiligen Algen machen daher nur Sinn, wenn man die in Deutschland erhältlichen Produkte der bekanntesten Algenhersteller miteinander vergleicht. Hier erhält man einigermaßen verläßliche Mengenangaben. Da die meisten Hersteller regelmäßigen Qualitätsprüfungen unterworfen werden, hat man relativ verläßliche Angaben über die Inhaltsstoffe einer Alge aus dem jeweiligen Anbaugebiet.

Im allgemeinen bestehen die meisten Algen aus folgenden Substanzen:
Zehn Prozent Wasser, 70 Prozent organische Substanzen, 20 Prozent Mineralien, darunter:

Vitamine
- Vitamin A (Retinol), Vitamin B_1 (Thiamin), Vitamin B_2 (Riboflavin), Vitamin B_3 (Pantothensäure),
- Vitamin B_6 (Pyridoxamin), Vitamin B_{12} (Cobalamin), Vitamin C (Ascorbinsäure), Vitamin D (Cholcalciferol),
- Vitamin E (Tocopherol), PP Niacin, Vitamin H (Biotin),
- Vitamin K (Phyllochinone), Folsäure

Pigmente
Chlorophyll, Karotin, Phenylalanin, Xanthophyll, Phycobilin

Lipide
Palmitinsäure, Ölsäure, Linol- und Linolensäure

Mineralien und Spurenelemente
Kalzium, Eisen, Magnesium, Natrium, Kalium, Phosphor, Zink, Mangan, Jod, Kupfer, Chrom, Selen, Silicium, Lithium

Kohlenhydrate
Alginsäure, Carragene, Fucosane, Gelose, Laminarane, Mannitol, Zellulose, Glycogen

Phytohormone
Gibberilline

Essentielle Aminosäuren
Isoleucin, Leucin, Lysin, Methionin, Phenylalanin, Threonin, Tryptophan, Valin

Nicht essentielle Aminosäuren
Alanin, Arginin, Asparaginsäure, Cystin, Glutaminsäure, Glycin, Histidin, Prolin, Serin, Tyrosin

Algenkomplexe
Professor Heine von der Universität Witten/Herdecke hat über einen Zeitraum von 30 Tagen eine Doppelblindstudie zu einem Algenkomplexpräparat durchgeführt, um eine unspezifische immunstärkende Wirkung auf das Immunsystem nachzuweisen. Dabei bekam eine Hälfte der Versuchspersonen dreimal täglich zwei Kapseln des Komplexpräparats, die andere dreimal zwei Kapseln, die mit Grieß gefüllt waren (Placebo).

Keiner der Probanden wußte, in welcher der Gruppen (*veru* oder *placebo*) er sich befand. Auch die Zuteilung der Kapseln erfolgte verschlüsselt, so daß auch der Zuteiler nicht wußte, welche Tabletten er ausgab.

Untersucht wurde das Differentialblutbild bezüglich der reifen neutrophilen Granulozyten (PMNs). Deren Zahl gibt Auskunft über die freigesetzten biologisch aktiven Substanzen, die immunstärkend wirken. Das Ergebnis war eindeutig.

Der untersuchte Algenkomplex stärkt das Immunsystem auf mehrfache Weise. Wirksame Komponenten sind dabei komplexe Eiweiße und Mehrfachzuckerverbindungen. Umfangreiche Studien konnten nachweisen, daß die Zahl der Abwehrzellen durch diese Algenkomplexe um bis zu 21 Prozent zunahm. Zusammenfassend wird durch die Alginate die Immunabwehr in ganz erheblichem Maße angeregt und gestärkt.

Alginate, Chlorophyll und Phycocyanin

Wichtigster Bestandteil aller Algen sind die sogenannte Alginate.

Das mit den Meeresalgen, insbesondere den Makroalgen, aufgenommene Algin ist ein natürlicher Algenbestandteil, der zunächst im Magen-Darm-Trakt bleibt und vom Körper nicht aufgenommen wird. Eine Tonne Frischalgen enthält bis zu 40 Kilogramm Alginat, aus dem Alginsäure (E 400) gewonnen wird. Bis zur reinen Alginsäure durchläuft die Extraktion viele Etappen, von der schaumigen Brühe bis zum getrockneten Endprodukt, welches in vielen Produkten enthalten ist, ohne daß wir es wissen. Alginate haben vielerlei positive Einflüsse auf den Körperstoffwechsel.

Die vor allem in Braunalgen vorkommenden Alginate können große Mengen an Schwermetallen, wie Cadmium, Quecksilber und auch radioaktive Isotope wie Caesium und Strontium binden und über den Darm ausscheiden. Inzwischen gibt es eine Vielzahl von Studien, die den Entgiftungsvorgang durch die Alginate bestätigen. Dabei tun sich besonders Braunalgen hervor: Sie binden eine Menge von bis zu 30 Prozent ihres Eigengewichtes an Schwermetallen und scheiden sie aus. Durch einen speziellen Ionenaustauscheffekt können Alginate Schadstoffe im Darm abfangen und daran hindern, die Darmschleimhaut zu passieren; die so in Makromolekülen gebundenen Schadstoffe werden dann mit dem Stuhl ausgeschieden.

Am intensivsten wurde die Wirkung von Alginaten auf Anreicherungen von (radioaktivem) Strontium 90 im Knochengewebe untersucht. Radioaktives Strontium 90 ist eine der häufigsten Quellen der Strahlenbelastung. Es ist ein Schlüsselelement des radioaktiven Niederschlags und ein Teil der gefährlichen Strahlung, die u.a. von den weltweiten Atombombentests und Kernkraftwerklecks herrührt. Strontium 90 und Cäsium 137 waren die zwei am häufigsten freigesetzten Radioisotope der Katastrophe von Tschernobyl. Viele Menschen haben im Knochengewebe Strontium 90 eingelagert. Zwar verursacht es direkt keine Symptome, aber man hat ursächliche Zusammenhänge zwischen Strontium 90 und Leukämien, Knochenkrebs, Hodgkinscher Krankheit und verschiedenen Anämieformen nachgewiesen.

Bereits 1965 kam eine Gruppe kanadischer Meeresforscher zu dem Ergebnis, daß die Einnahme kleiner, aber regelmäßiger Alginatmengen die Aufnahme von radioaktivem Strontium und anderen Umweltgiften wirksam verhindert.

Nach diesen kanadischen Studien reduziert Natrium-Alginat die Menge Strontium 90, die vom Knochengewebe absorbiert wird, um 50 bis 83 Prozent. Ebenso haben andere Forschungen ergeben, daß kein anderes Lebensmittel so gut gegen Bestrahlung und Umweltverschmutzung schützt wie Meeresgemüse. Zusätzlich können alle Meeresgemüsearten die Aufnahme von Radionukleiden, Schwermetallen und anderen Umweltgiften verhindern.

Weitere Versuche, z. B. an Ratten, ergaben, daß Alginate die Aufnahme einiger Isotope, darunter Strontium 90, Barium und Radium, teilweise um das Zwölffache vermindern. In Experimenten an Hühnern wurde durch einen Zusatz von 2,5 Prozent Natrium-Alginat zur Futtermenge eine 20- bis 40prozentige Reduzierung des radioaktiven Strontium 90 in Knochen, Muskeln und Eierschalen erreicht.

Größere Alginatmengen brachten jedoch keine stärkere Reduzierung.

Viele Experimente belegen, daß es eine optimale Wirkdosis gibt, die einerseits erreicht werden muß, aber andererseits auch nicht überschritten werden darf. Mit Nebenwirkungen bei Überdosierung ist nicht zu rechnen. Alginat ist nicht giftig. Während der Darmpassage wird es von Magensäure und Magenenzymen nicht zerstört und übt keinerlei negativen Einfluß auf den Mineralstoffhaushalt des Körpers aus.

Die amerikanische Kernkraftwerkkommission hat die Wirksamkeit von Natrium-Alginaten zur Reduzierung von radioaktiven Vergiftungen bestätigt und empfiehlt bei radioaktiver Vergiftung zehn Gramm Alginatzusatz pro Tag über einen Zeitraum von drei bis vier Monaten.

Bei der Behandlung von Unterschenkelgeschwüren, Wundliegen (Dekubitus) und diabetischem Fuß nehmen Alginatpräparate in der Schulmedizin inzwischen eine entscheidende Rolle ein. So gibt es verordnungsfähige Alginatwundkompressen, die den Heilungsverlauf durch Anregung der Granulation und Epithelisierung erheblich beschleunigen.

Jod

Jod ist ein weiteres wichtiges Nebenprodukt der Kernspaltung 131. Es wird ebenfalls in großen Mengen bei Kernkraftwerksunfällen oder Atomversuchen freigesetzt. Wenn die generelle Jodzufuhr herabgesetzt ist, nimmt der Mensch radioaktives Jod auf, das durch radioaktiven Niederschlag auf Weideland und von dort in Milchprodukte gelangt ist; auch über die Luft kann man es aufnehmen. Es konzentriert sich in der Schilddrüse und in den Fortpflanzungsorganen und wirkt dort krebserzeugend. Obwohl es im Unterschied zu Strontium nur eine kurze Halbwertzeit von acht Tagen hat, ist es sehr gefährlich.

Rechtzeitige Jodeinnahme kann der radioaktiven Aufnahme von Jod vorbeugen, indem die Schilddrüse mit Jod übersättigt wird, so daß radioaktives Jod nicht mehr aufgenommen werden kann. Wurde bereits radioaktives Jod von der Schilddrüse aufgenommen, hilft die Aufnahme von natürlichem Jod dennoch. Die tägliche Einnahme von fünf Milligramm Jod kann bei Erwachsenen das in der Schilddrüse angesammelte radioaktive Jod um bis zu 80 Prozent reduzieren.

Meeresgemüse, Algentees oder Algenkapseln sind eine gute und natürliche Jodquelle. Ihr Reichtum an lebenswichtigen Mineralien, Spurenelementen, Aminosäuren und Vitaminen bedeutet für den Körper eine lebenswichtige natürliche Unterstützung. Gleichzeitig sorgen Jod und Alginate für die Entgiftung des Körpers.

Darüber hinaus mehren sich seit Jahren die ärztlichen Erfahrungsberichte über positive Wirkungen der Braunalgen bei Neurodermitis, Erschöpfungssyndromen, Müdigkeit, Haarausfall, brüchigen Nägeln, Osteoporose, Pollenallergien, rheumatischen Gelenkschwellungen, Akne sowie bei Infekten, Bronchialerkrankungen und allgemeinen Befindlichkeitsstörungen.

Zwar schwankt ihr Gehalt an Alginaten und anderen Schleimstoffen teilweise erheblich; unter dem Strich aber kann man den medizinischen Nutzen von Braun- und Rotalgen durchaus vergleichen. Daher ist das in Europa bekannteste und meistverkaufte Makroalgenprodukt ein Komplexpräparat bestehend aus zwölf verschiedenen Algensorten. Dieses Präparat (Algen Vital D Kapseln) ist besonders in Frankreich seit vielen Jahren ein Verkaufsschlager. Das bekannteste deutsche Präparat ist »Neomed«, ein hochdosiertes Braunalgenpräparat.

Beide Präparate werden in Deutschland von »Vita-Vision« vertrieben.

Chlorophyll und Phycocyanin

Einer der wichtigsten Inhaltsstoffe ist das Chlorophyll, von dem in der Mikroalge pro Kilo bis zu 11,800 Gramm enthalten sind!

Verglichen mit höheren Pflanzen enthält Spirulina die bis zu dreifache Menge an Chlorophyll.

1915 bekam der Chemiker Prof. Richard Willstätter für seine Forschungen über das Chlorophyll (= grüner Pflanzenfarbstoff) den Nobelpreis. Er hatte als erster erkannt, daß das Chlorophyll in der Lage ist, mit Hilfe des in ihm gespeicherten Sonnenlichtes lebende Substanzen aus toter Materie aufzubauen. In der biochemischen Forschung war dies eine bahnbrechende Entdeckung! Dr. Hans Fischer enträtselte diese Erkenntnisse noch weiter und fand unter anderem heraus, daß die Zusammensetzung des Chlorophylls Ähnlichkeiten mit der des Hämoglobins (Blutfarbstoff) aufweist. Demnach ist Chlorophyll ein dem eisentragenden Hämoglobin ähnlicher, natürlicher Farbstoff mit einer ähnlich überlebenswichtigen Funktion. Die photosynthetisch aktiven natürlichen Farbstoffpigmente des Chlorophylls fördern, so fand man heraus, auch die Blutbildung beim Menschen; dies in besonderem Maße, wenn, wie bei Spirulina, gleichzeitig Eisen zur Verfügung steht. Ebenso wirkt Chlorophyll fördernd auf die Kraft des Herzmuskels und wirkt stark entschlackend.

Phycocyanin, der natürliche blaue Farbstoff in Spirulina, wurde in japanischen Studien als anregend auf das Immunsystem eingestuft und findet sich fast ausschließlich in blaugrünen Mikroalgen.

Chlorophyll ist für den menschlichen Organismus als Nährstoff unentbehrlich.

Neue Forschungen zeigen, daß Chlorophyll zudem möglicherweise eine keimtötende Wirkung aufweist.

Der im Blattgrün gebundene Sauerstoff ist nicht nur befähigt, das Gewebe zu stärken und das zu reichlich vorhandene tödliche Kohlendioxid in Kohlenoxid und Sauerstoff aufzuspalten, sondern ist auch die beste Waffe im ewigen Kampf der Aerobier (Bakterien, die Sauerstoff zum Leben brauchen) gegen die Anaerobier (Bakterien, die durch Sauerstoff abgetötet werden).

Die in der Alge durch Photosynthese umgewandelte, gespeicherte Sonnenenergie ist die Basis für alle Lebensvorgänge in Mensch und Tier.

Die Struktur aller tierischen und menschlichen Organismen und Organe ist durch das die Photosynthese steuernde Chlorophyll entstanden. Chlorophyll ist daher Träger und Voraussetzung aller lebenden Organismen. In der Entwicklungsgeschichte der Flora und Fauna der Erde werden die grünen Mikroalgen als erste Chlorophyllträger, als Muttersubstanz des Pflanzenreiches angesehen. Ohne sie gäbe es kein grünes Blatt, keine Frucht, keine Samen, auch keine Tiere und Menschen.

Algen sind eine Synthese aus Sonne und Wasser und bieten sich dem Menschen mit ihrem reichlichen Chlorophyllgehalt als Bau- und Betriebsstofflieferant für den Körper geradezu an.

Die grüne Pflanze ernährt alle Lebewesen und spendet darüber hinaus den Sauerstoff, ohne den kein Leben möglich ist. Wir würden ersticken, wenn die Pflanzen dieses für Mensch und Tier schädliche Kohlendioxid nicht zum Aufbau der Kohlenwasserstoffe (Kohlenhydrate), von denen wir bevorzugt leben, benötigen würden. In unserem Körper herrschen ähnliche Verhältnisse. Je geringer die Aufnahme grüner Substanz als Nahrung, desto geringer auch die Versorgung mit Sauerstoff. Erst eine ausreichende Ernährung mit dem grünen Farbstoff sichert uns optimale Sauerstoffbindung.

Durch das Chlorophyll, gewinnt die Pflanze die wunderbare Fähigkeit, aus der Kohlensäure der Luft und aus dem Wasser organische Verbindungen, zunächst Stärke und Zucker, synthetisch herzustellen. Weder das Tier noch der Mensch sind zu ähnlichen biochemischen Leistungen fähig. Die zum Leben wichtigen Bau- und Betriebsstoffe nehmen Mensch und Tier mit der Nahrung auf, welche die Pflanze sozusagen vorbereitet. Während man Pflanzen als autotroph (selbsternährend) bezeichnet, leben Tier und Mensch heterotroph, daß heißt durch Fremdernährung, abhängig von der synthetischen Arbeit der grünen Pflanze. Das bedeutet: Wir leben mit der Pflanze auf Gedeih und Verderb in einer Symbiose.

Folgender Grundsatz ist deshalb bei der Beurteilung aller Algen wesentlich:

Die Struktur aller tierischen und damit auch menschlichen Organismen und Organe ist durch die Tätigkeit des Chlorophylls entstanden. Auch die Samenzellen und der Regent, der Zellkern, wären ohne Chlorophyll undenkbar. Die Samen der Pflanzen reichen dieses Blattgrün der nächsten pflanzlichen Generation weiter, solange die chemischen, thermischen und atmosphärischen Verhältnisse dies zulassen.

Zu den Zellbausteinen wie den Mitochondrien, den Mikrosomen, gehören auch die sogenannten Plastiden, die im Proto- und Cytoplasma eingebettet sind. Sie bestehen aus einem lebendigen, eiweißhaltigen Substrat, in dem das Chlorophyll eingelagert ist.

Diese Plastiden sind die Träger der Farbstoffe, von denen das Chlorophyll mit Abstand der wichtigste ist. Sie haben die Fähigkeit, bei Belichtung den als Kohlenstoffassimilation bezeichneten Vorgang zu vollziehen, bei dem aus CO_2 und H_2O die Grund- und Baustoffe der Zucker und Stärken entstehen. Doch diese überragenden Eigenschaften des Chlorophylls sind noch nicht das Entscheidende für seine Bewertung als primus agens, als Wertfaktor Nummer eins, als das Coenzym oder als die prosthetische Gruppe des Lebensstoffes überhaupt.

Entscheidend für die Sonderbewertung des Chlorophylls ist die Tatsache, daß die Chlorophyllkörnchen als einzige Lebewesen die Träger der Photosynthese und damit auch gleichzeitig die Träger der Chemosynthese sind.

Chlorophyll allein besitzt die Fähigkeit, das Sonnenlicht zu binden, d.h. bestimmte Quanten des gesamten Spektrums werden vom Chlorophyll resorbiert, und umgekehrt. Ohne Lichtquanten kann kein Chlorophyll entstehen. Diese Fähigkeit, aus dem Sonnenlicht bestimmte Quanten zu binden und mit Hilfe dieser Sonnenkraft die vielen Kohlenwasserstoffe aufzubauen, die dem Menschen und dem Tier als Nahrung dienen, ist noch nicht restlos geklärt.

Es sind Farbstoffe und Lichtquanten, die uns die großen Nahrungsmoleküle (Energieträger) aufbauen. Bei dem komplizierten Abbau dieser großen Moleküle im Verdauungsvorgang wird die potentiell gebundene Sonnenenergie wieder frei und wirkt als kinetische Energie im Körper.

Diese Freisetzung der potentiellen, schlummernden Energie und ihre Umformung in kinetische Bewegungsenergie mit Hilfe des durch das Chlorophyll eingefangenen Sonnenlichts, macht es den heterotroph lebenden Tieren und dem Menschen überhaupt möglich zu leben.

Die Chlorophyll-Moleküle sind die eigentlichen Empfänger, Binder, Träger und Überträger. Diese Chlorophyllkörner sind Sonnenmaschinen.

Die Mikroalge *Spirulina platensis* ist eine Alge, die vergleichsweise sehr viel Chlorophyll besitzt. Aus dem Wasser nimmt die Mikroalge ihre Nährstoffe auf und wandelt sie durch Photosynthese in Bau- und Betriebsstoffe für den menschlichen Körper um.

Viele Zivilisationsmenschen von heute haben sich noch den Rest eines natürlichen Instinkts bewahrt, indem sie gern ins Grüne gehen.

Die Heilkraft des gespeicherten Sonnenlichts

Den Grund für den erstaunlichen Einfluß der Alge auf das menschliche Blut kann man in einer besonderen energetischen Eigenschaft der Mikroalge vermuten: ihrer hohen Speicherfähigkeit für Licht. Messungen des bekannten Bio-Photonenforschers Dr. Fritz-Albert Popp ergaben, daß die Mikroalge außergewöhnlich viele Biophotonen abstrahlt, jene »Lichtteilchen«, durch die Zellen Informationen austauschen und die in der Zelle die Stoffwechselprozesse steuern. Danach kann Spirulina in Tablettenform etwa die dreifach höhere Menge dieser »lebendigen« Lichtenergie an den Menschen abgeben als beispielsweise das als besonders »energiereich« bekannte Gerstengras. Beim Vergleich mit Weizengrastabletten, die wie Gerstengras ebenfalls für eine positive Wirkung auf die Gesundheit bekannt sind, schnitt die Biophotonen-Abstrahlung von Spirulina gar um das Zwölffache besser ab. Derart große Bio-Lichtmengen sind aber nach Dr. Popp ein Kennzeichen für die hohe Qualität der jeweiligen Lebensmittel, da der Mensch aus der Nahrung nicht nur Kalorien benötige, sondern in erster Linie »Lichtinformationen«. So scheinen sich energetischer Einfluß und die hohe Konzentration an Vitaminen und anderen Vitalstoffen zu der nachweisbaren, stark harmonisierenden Wirkung auf die Gesundheit zu ergänzen.

Chlorophyll kann zum Schutz gegen Krebs eingesetzt werden und mit einer entsprechenden Diät eine Anregung des Stoffwechsels und damit der Abwehrkräfte erreichen. In Laboruntersuchungen wurde auch bereits bewiesen, daß Spirulina das Immunsystem direkt positiv beeinflußt. Als Maßstab für eine Stimulierung der Abwehrkräfte gilt die Aktivität der Makrophagen, der als Freßzellen bekannten »Immun-Polizei« im menschlichen Körper. Forschungen von Dr. Benninghoff am »Institut für Immunologie und Genetik« des Deutschen Krebsforschungszentrums in Heidelberg ergaben, daß die positive Aktivität der Makrophagen nach der Verabreichung von *Spirulina platensis* auf mehr als das Doppelte ansteigt.

Bedeutung von Vitaminen und Mineralien aus Algen für den Körper

Der Mensch von heute hat einen deutlich geringeren Kalorienbedarf als frühere Zeitgnossen Die meisten Menschen arbeiten im Büro (Bewegungsmangel) und müssen daher weniger Nahrung zu sich nehmen, um ihren Kalorienbedarf zu decken als in früheren Zeiten. Das bedeutet aber auch gleichzeitig, daß ihr Körper mit weniger Vitaminen, Mineralien und Spurenelementen versorgt wird. Kantinenmahlzeiten, unregelmäßige und einseitige Ernährung und Fast-food-Essen fördern eine Mangelernährung mit unnatürlichen Nahrungsersatzstoffen und Geschmacksverstärkern. Durch langes Warmhalten oder Aufwärmen werden viele Vitamine zerstört. Prinzipiell ist es möglich, einen erhöhten Vitaminbedarf aus der Nahrung zu decken, wenn man weiß, wie und womit man sich richtig ernährt. Zu beachten ist auch, daß sich der Gehalt an Vitaminen bei mehrtägiger Lagerung verringert. Auf diese Weise nimmt z.B. der Vitamin-C-Gehalt des Blumenkohls um bis zu 50 Prozent ab. Also: Transport, Lagerung, Verarbeitung und Haltbarmachung gehen mit zum Teil erheblichem Vitaminverlust einher. Hinzu kommen starke Belastungen des Körpers durch Streß, Rauchen/Alkohol, Umwelteinflüsse, Diäten oder regelmäßige Medikamenteneinnahme. So gesund Ausgleichssport auch sein kann, es werden durch erhöhten Stoffwechsel vermehrt Vitalstoffe verbraucht, die ersetzt werden müssen. Das erfordert eine regelmäßige, ausgewogene Frischkosternährung, die jedoch oft auch aus zeitlichen und beruflichen Gründen nicht jedermann möglich ist. Daher wird es in der heutigen Zeit immer wichtiger, eine zielgerichtete Ergänzung der Nahrung mit Vitaminen, Mineralien und Spurenelementen vorzunehmen. Der Bedarf an diesen Vitalstoffen ist jedoch individuell verschieden. Lebensabschnitt, Alter und Lebensumstände (Streß, körperliche Schwerstarbeit, Rauchen etc.) bestimmen, was der einzelne an Vitaminen, Mineralien und Spurenelementen braucht.

Mineralstoffe

Mineralstoffe werden bei allen Stoffwechselprozessen benötigt. Ein gesundes Funktionieren des Körpers ist ohne eine ausgeglichene Mineralstoffbilanz nicht möglich.

Mineralien und Spurenelemente sind ebenso wie Vitamine lebenswichtige Vitalstoffe, die für die Gesundheit unseres Körpers sehr wichtig sind. Sie regulieren und aktivieren den biologischen Stoffwechsel, die körperliche und geistige Leistungsfähigkeit und sind an Schutz- oder Immunprozessen beteiligt. Sie sind z.B. für die Blutbildung, den Knochenaufbau, die Zellatmung und die Gehirnaktivität unentbehrlich. Obwohl sich der Bedarf im Milligramm- und Mikrogrammbereich bewegt, kann heute die tägliche Ernährung diesen Bedarf oft nicht decken.

Für die Mineralstoffversorgung ist häufig der absolute Gehalt an Mineralstoffen nicht allein entscheidend, da die Menge, die aufgenommen werden kann, stark davon abhängig ist, in welcher Form der Mineralstoff im Lebensmittel vorliegt und wie die Mahlzeiten zusammengesetzt sind. Bestes Beispiel dafür ist Eisen, welches aus pflanzlichen Quellen (z.B. Vollkorngetreideprodukten) schlechter als aus tierischen Quellen resorbiert werden kann. Durch gleichzeitigen Verzehr eines Vitamin-C-reichen Lebensmittels kann allerdings die Aufnahme verbessert werden. Eine beinahe unüberschaubare Komplexität dieser Wechselwirkungen kann nur einen

Rückschluß zulassen: Findet man ein natürliches Produkt, dessen Zusammensetzung alle wichtigen Nährstoffe, Mineralien und Vitamine enthält, so kann man davon ausgehen, daß sich diese in ihrem gegenseitigen Wechselspiel nicht beeinflussen und gut vom Körper aufgenommen werden. Algen besitzen im Gegensatz zu künstlich hergestellten Multivitaminpräparaten alle notwendigen Vitamine und Mineralstoffe, die unser Körper braucht. Gleichzeitig sind diese in einer Form gebunden, die es dem Körper möglich macht, sie auch aufzuschließen und zu verwerten. Besonders wichtig sind in diesem Zusammenhang die Mineralstoffe Selen und Zink, die der Körper in weit größerer Menge braucht als bislang angenommen.

Selen

Selen ist ein essentielles Spurenelement. Es verfügt über die Fähigkeit, für den Körper giftige Schwermetalle wie z.B. Cadmium, Quecksilber, Thallium und Silber zu binden und auszuscheiden. Diskutiert wird auch die Fähigkeit des Selens, einen gewissen Schutz vor Krebs zu bieten bzw. die Krebsentstehung zu hemmen.

Im Vergleich zu anderen Ländern ist die tägliche Aufnahme von Selen in Deutschland sehr niedrig.

Während von der deutschen Gesellschaft für Ernährung eine tägliche Zufuhr von 30 bis 100 µg Selen für gerade angemessen erachtet wird, liegt die mittlere Selenaufnahme in Deutschland lediglich bei ca. 30 µg. In den USA liegt sie im Durchschnitt etwa dreimal so hoch, in Japan durch den hohen Algenverzehr sogar siebenmal so hoch. In Mittelamerika und im Süden der USA liegt die mittlere Selenaufnahme bei etwa 300 µg pro Tag.

Die Wirkung des Selens ist vielfältig:

Selen in der Krebstherapie
In zahlreichen Studien wurden bei Karzinompatienten geringere Blutselenwerte als bei gesunden nachgewiesen. Die hohe Aufnahme von Selen hemmt das Wachstum maligner Tumoren. Außerdem erhöht Selen die Zytotoxizität (Vernichtungskraft) von Lymphozyten und Killerzellen gegenüber Tumorzellen. Des weiteren

können Nebenwirkungen von Zytostatika und Strahlentherapie durch Selen erheblich verringert werden.

Selen in der Herz-Kreislauftherapie
Auch bei Menschen mit Herzmuskelschwäche, koronarer Herzkrankheit und Herzinfarkt wurden deutlich niedrigere Selenwerte gemessen. Die erhöhte Nahrungsaufnahme von Selen kann bei diesen Krankheiten die Durchblutung verbessern und die Gerinnungsneigung der Thrombozyten (Blutplättchen) verringern.

Selen in der Rheumatologie
Auch Rheumapatienten haben einen Selenmangel, der durch die häufig angewandte Cortisontherapie noch verstärkt wird. Selenzufuhr hingegen bremst den Entzündungsprozeß an den Gelenken.

Selen in der Intensivmedizin
Bei akuten Erkrankungen wie Schock, Verbrennungen, Blutvergiftung und schweren Unfällen werden vermehrt freie Radikale gebildet, die zu weiteren Zellschädigungen führen. Ausreichende Selenzufuhr kann diesen Entzündungs- und Zerstörungsprozeß bremsen.

Selen in der Immunologie
Die tägliche Zufuhr von z.B. 200 µg Selen stimuliert die Entwicklung von weißen Blutkörperchen und aktiviert die T-Zellen und die Killerzellen. Gleichzeitig kommt es zu einer selektiven Senkung der T-Suppressorzellen, was insbesondere nach einer Chemotherapie von großer Bedeutung ist. Daneben kommt es zu einer direkten Erhöhung der körpereigenen Interferonproduktion.

Selen bei Umwelterkrankungen
Selen bietet einen natürlichen Schutz vor Belastungen durch Umweltschadstoffe und Schwermetalle durch z.T. direkte Bindung und Ausscheidung der Schadstoffe. Der entgiftende Effekt erhöhter Selenzufuhr bei derartigen Schadstoffbelastungen hat in der Umweltmedizin einen hohen Stellenwert.

Zink

Zink ist wichtiger Bestandteil vieler Enzyme. Bei einem Zinkmangel kann es zu vielfältigen Störungen kommen, da Enzyme alle wichtigen Stoffwechselvorgänge des Körpers steuern.

Ursachen von Zinkmangel können sein: schwere Traumata, Strahlenbelastung und Chemotherapie, Tumorerkrankungen Endotoxine, Infektionen, Leber- und Bauchspeicheldrüsenerkrankungen, Verbrennungen, Streß, Alkohol, vegetarische Ernährung, Durchfall, chronische Darmentzündungen Diabetes, Hautgeschwüre u.a.

Zinkmangelsymptome
- Haut: Wundheilungsstörungen, graue Pigmentierungen
- Haare: Verlust von Haaren (auch Augenbrauen und Wimpern)
- Schleimhäute: Durchfall, Magersucht, Geschmacksstörungen, trockene Schleimhäute
- Wachstum: Wachstumsstillstand, Auszehrung
- Nerven: Angst, Depressionen, Aggressivität, Gangstörungen
- Unfruchtbarkeit, verminderte Spermienproduktion
- Augen: Nachtblindheit
- Immunsystem: Infektanfälligkeit, Hemmung der zellulären Abwehr

Kaum gedeckter Zinkbedarf in Deutschland
Ein Zinkmangel ist schwer zu diagnostizieren. Bei chronischen Infekten, wiederkehrenden Hautentzündungen, Wundheilungsstörungen und einigen anderen der oben erwähnten Symptome könnte es hilfreich sein, eine Blutanalyse auf Zink durchführen zu lassen.

Bei einer Stichprobenuntersuchung in Deutschland zeigte sich, daß bei mehr als der Hälfte der untersuchten Personen der Zinkverzehr weit unterhalb der von der Deutschen Gesellschaft für Ernährung liegenden Zufuhrempfehlung (12–15 mg/Tag) lag.

Der Körper des Menschen enthält zwei bis drei Gramm Zink, wovon ca. 90 Prozent in Knochen und Muskulatur lokalisiert sind.

Die restlichen zehn Prozent stellen einen kleinen, starken ernährungsbedingten Schwankungen ausgelieferten Pool dar.

Zink in der Immunologie und Onkologie
Patienten mit niedrigem Zinkgehalt sind anfälliger für infektiöse Erkrankungen, weil der Zinkmangel eine Vielzahl immunologischer Parameter negativ verändert. So kommt es zu einer massiven Verringerung der Lymphozyten und anderer Immunzellen.

Durch Zinkzugabe läßt sich, insbesondere bei tumorgeschwächten Patienten, eine Stabilisierung verschiedenster Immunparameter erzielen.

Zink in der Dermatologie
Zahlreiche Hauterkrankungen, insbesondere entzündliche Veränderungen, gehen mit einem erheblichen Zinkmangel einher. Auch wird ein niedriger Zinkversorgungsstatus mit einem erhöhten Risiko für maligne Melanome (bösartiger Hautkrebs) in Zusammenhang gebracht.

Zink in der Umweltmedizin
Mehrere Schwermetalle, insbesondere Quecksilber aus Zahnamalgam, Cadmium aus Zigarettenrauch, aber auch Blei aus bleihaltigen Kraftstoffzusätzen sind ein ernsthaftes toxikologisches Problem unserer Gesellschaft. Schwermetalle binden und blockieren im Organismus Enzyme und Proteine, wodurch lebenswichtige Spurenlemente wie z. B. das Zink (aber auch Kupfer und Mangan) verdrängt werden, so daß es zu einem Mangel an diesen lebenswichtigen Mineralstoffen kommen kann.

Magnesium

Magnesium ist ein für jedes Leben unentbehrlicher Mineralstoff, der in der Natur vorkommt. Auch in Algen kommt Magnesium in hoher Konzentration vor. Der Magnesiumgehalt ist in Algen z.B. 50mal höher als in grünen Bohnen oder Erbsen.

Im Pflanzenreich ist Magnesium ein wichtiger Bestandteil des grünen Blattfarbstoffs Chlorophyll. Mit Hilfe dieses grünen Farbstoffes können Pflanzen das Sonnenlicht als Energiequelle nutzen. Magnesium wird auch als physiologischer Stoffwechselmotor bezeichnet. Es liefert die Energie für mehr als 300 Stoffwechselprozesse im Körper. So ist Magnesium zum Beispiel zur Verbrennung von Kohlenhydraten und Fetten notwendig. Auch für den Aufbau von Eiweiß und Nukleinsäuren, den Trägern der Erbanlagen, ist Magnesium bedeutsam. Magnesium wirkt entspannend auf Muskeln und Nerven und wird deshalb häufig auch als Antistreß-Mineral bezeichnet.

Da der Körper Magnesium nicht selbst herstellen kann, muß es dem Körper täglich in einer gewissen Mindestmenge zugeführt werden. Diese liegt bei 300–350 Milligramm pro Tag. Sportler, Schwangere und Streßgeplagte benötigen bis 500 Milligramm täglich.

- Ursachen von Magnesiummangel: Alkohol, Durchfall, chronische Darmerkrankungen, Schilddrüsenerkrankungen, Diäten, Streß, Sauna, Sport, schwere körperliche Arbeit und eine Vielzahl von verschiedenen Medikamenten können zu einer erhöhten Magnesiumausscheidung führen.
- Magnesiummangelsymptome: Nächtliche Wadenkrämpfe, Migräne, Muskelzittern, Verkrampfungen, nervöse Unruhe, Angst, Schwindel, Augenlidzucken, Herzschmerzen, Herzrhythmusstörungen, Herzdruck, Magen-Darm-Krämpfe.

Kalzium

Algen haben einen hohen Kalziumgehalt. Der Kalziumgehalt der Eßalge Wakame z. B. ist 40mal höher als von Gemüseerbsen.

Kalzium hat neben seiner wichtigen Funktion bei der Regulation des Stoffwechsels eine zweite wichtige Bedeutung beim Aufbau von Knochen und Zähnen.

In Form fester Salze baut es unser Knochengerüst auf und hält es zusammen. 98 Prozent unseres körpereigenen Kalziums sind im Knochengerüst eingelagert. Kalzium im Zellinneren ist Voraussetzung für eine Vielzahl lebenserhaltender Funktionen, wie z.B. die Regulierung des sehr sensiblen Wasser- und Säurebasenhaushalts, die Blutgerinnung, die Immunabwehr oder die Übertragung von Nervenimpulsen. Es ist unersetzlich für die aktive Muskelarbeit und zur Stabilisierung der Zellmembranen, was wiederum Schutz vor Allergien bedeutet.

Die tägliche Kalziumzufuhr sollte 800–1200 Mikrogramm betragen. Diese relativ hohe Zufuhr ist notwendig, da unser Organismus das Kalziumangebot aus der Nahrung nur zu einem Drittel wirklich verwerten kann und zugleich etwa 400 Mikrogramm über Schweiß und Stuhlgang ausgeschieden werden. Durch ungenügende Frischkostaufnahme und Fehlernährung kommt es leicht zu einem Mangel an Kalzium.

- Ursachen für Kalziummangel: Schwangerschaft, Streß, Überbelastung mit starkem Schwitzen, Entwässerungs- und Abführmittel, Fastenkuren, Alkohol, Nierenfunktionsstörungen, Durchfall.
- Kalziummangelsymptome: Knochenschwund und Osteoporose, Muskel-, Gelenk- und Knochenschmerzen, nächtliche Krämpfe, Nervosität, Schlafstörungen, allergische Hautreaktionen, Arm- und Beinkribbeln, Zittern und muskuläre Übererregbarkeit.

Phosphor

In Algen kommt auch Phosphor in nicht unbedeutender Form vor. So haben verschiedene Algen zehnmal mehr Phosphor als z.B. grüne Bohnen.

Phosphor hat wie Kalzium eine wichtige Funktion bei der Knochenbildung. Im Gegensatz zum Kalzium kann es jedoch kaum zu einem Phosphormangel kommen, da er in allen proteinreichen Lebensmitteln, wie Milch und Milchprodukten, Fleisch und Fisch, reichlich enthalten ist.

Eisen

Eisen ist ein lebenswichtiges Spurenelement, welches in erster Linie als Baustein des roten Blutfarbstoffs für die Blutbildung und für den Transport von Sauerstoff benötigt wird.

Algen verfügen über einen hohen Eisengehalt. Eisen kann vom Körper gut aufgenommen werden. Wakame hat in getrocknetem

Zustand pro 100 Gramm z.B. 13mal soviel Eisen wie grüne Bohnen. Algen eignen sich daher in besonderem Maße bei Blutarmut.

Bei Eisenmangel kann es schnell zu einer Blutarmut (Anämie) kommen. Für die Entstehung von Eisenmangel ist der Gehalt eines Lebensmittels an Eisen ein wichtiger Faktor.

Die Verfügbarkeit des Eisens im Organismus wird neben der Nahrungsaufnahme jedoch häufig bestimmt durch Verluste infolge Blutungen (Menstruation, Unfall, Operation) oder durch einen erhöhten Bedarf bei Krankheiten, im Wachstum oder während Schwangerschaften.

Eisenmangelsymptome sind insbesondere Blässe, Schwindel, Konzentrationsstörungen, Leistungsschwäche und Müdigkeit.

Jod

Algen, insbesondere Makroalgen, sind außerordentlich reich an Jod. Jod ist Bestandteil des Schilddrüsenhormons und unersetzlich bei der Bildung der lebenswichtigen Schilddrüsenhormone. Kommt es zu einem Jodmangel im Körper, so reagiert die Schilddrüse darauf mit einer Vermehrung ihres Gewebes, was dann als Kropf sichtbar wird. Besonders in den Gegenden, in denen das Trinkwasser relativ wenig Jod enthält (Harz, Schwäbische Alb, Alpen) und dazu wenig jodreiche Nahrungsmittel (Meeresprodukte) gegessen werden, ist der Kropf relativ häufig zu finden, wobei es meistens keinerlei gesundheitliche Störungen gibt. Bei Schwangeren kann Jodmangel zu schweren Entwicklungsstörungen des Embryos führen. Durch die Verwendung von jodiertem Speisesalz oder durch regelmäßigen Konsum von Makroalgen kann dieser Mangel vermieden werden. Der Jodgehalt von Mikroalgen ist so gering, daß ihre Einnahme lediglich bei schweren Formen von Schilddrüsenüberfunktion eingeschränkt werden sollte.

Chrom

Auch Chrom ist in Algen zu finden. Die wichtigste zur Zeit bekannte Funktion des Chroms ist die als Bestandteil eines »Glucose-Toleranz-Faktors«, d.h. Chrom verbessert die Verwertung von Kohlenhydraten. Zu einer Mangelversorgung kann überhöhter Verzehr von raffinierten Kohlenhydraten führen. Bei starkem Chrommangel kommt es zu einer verminderten Glucosetoleranz mit entsprechend erhöhtem Blutzucker und Insulinspiegel. Chrom zerstört zusammen mit Vitamin E freie Radikale und schützt gegen Krebs und Herzinfarkt.

Natrium

Natrium ist das wichtigste Element des menschlichen Körpers. Ohne Natrium ist Leben nicht möglich, da es bei allen Stoffwechselprozessen maßgeblich beteiligt ist.

Als Bestandteil von Kochsalz kann es bei Natrium kaum zu einer Unterversorgung kommen. Eher kommt es durch den Verzehr von kochsalzreichen Lebensmitteln und durch die Angewohnheit des Nachsalzens zu einer zu hohen Aufnahme von Natrium. Diese wird bei vielen Menschen für die Entstehung von Bluthochdruck verantwortlich gemacht. Frischalgen enthalten sehr viel Natrium. Daher sollten sich Menschen mit Bluthochdruck beim Verzehr von Frischalgen zurückhalten.

Kalium

Kalium ist neben Natrium ein weiterer Hauptmineralstoff der Algen, ebenso wie innerhalb der Zellen unseres Körpers. Hier spielt es unter anderem eine wichtige Rolle für die Erregbarkeit der Zellen und den damit verbundenen Energie-und Informationsfluß. Es verwundert deshalb nicht, daß ein Mangel an Kalium sich vor allem in einer Muskelschwäche zeigt. Die meisten Lebensmittel enthalten mittlere Mengen an Kalium, wobei tierische und pflanzliche Fette und Öle, Stärkemehle und Zucker wenig Kalium enthalten. Besonders kaliumreich sind Gemüse, Kartoffeln und Hülsenfrüchte. Zu einem Kaliummangel kommt es vor allem bei Durchfall oder Mißbrauch von Abführmitteln, da hier große Mengen Kalium über den Darm verlorengehen können.

Da jeder dieser Inhaltsstoffe für sich vom Körper gebraucht wird, können durch Algen Defizite ausgeglichen werden.

Solche Defizite können durch falsche oder unzureichende Ernährung verursacht werden und in ihrer Folge Krankheiten verursachen. Wegen ihrer Bedeutung für die Gesundheit des Körpers hier ein kurzer Überblick über die wichtigsten Vitaminwirkungen.

Vitamine

Vitamine sind lebensnotwendige organische Verbindungen, die der Organismus nicht selbst bilden kann und die deshalb in kleinen Mengen mit der Nahrung aufgenommen werden müssen. Bei einer Unterversorgung kommt es zu Störungen im Stoffwechsel und kann bei völligem Fehlen, abhängig von den Vorräten im Körper, sogar zum Tod führen. Eine Überversorgung ist dagegen nur in einzelnen Fällen gefährlich.

Da einige Vitamine empfindlich gegenüber äußeren Einflüssen (Hitze, Licht, Chemikalien etc.) sind, wird der Gehalt durch die Art der Verarbeitung der Lebensmittel häufig stark vermindert. Eine lange Lagerung verringert insbesondere bei tropischen Früchten oder im Winter den Vitamin- und Nährstoffgehalt drastisch.

Solche Mangelzustände können auch dann vorkommen, wenn bestimmte Krankheiten vorliegen (Darmerkrankungen, Alkoholismus) oder wenn Medikamente eingenommen werden, die den Bedarf erhöhen oder die Vitaminaufnahme aus den Lebensmitteln verschlechtern. Hier kann es ebenso wie bei Abmagerungsdiäten sinnvoll sein, die betreffenden Vitamine und Mineralstoffe zu substituieren. Daneben ist auch in der Schwangerschaft, in der Stillzeit und während der Rekonvaleszenz der Bedarf an bestimmten Vitaminen erhöht.

Vitamin A
Vitamin A (Retinol) gehört zu den fettlöslichen Vitaminen und ist notwendig für das Sehvermögen. Es hat aber auch Bedeutung für das Immunsystem, die Hautbildung und wirkt als Wachstumsfaktor.

Vorstufe ist das Provitamin A oder auch Betakarotin genannt. Dieses tritt in allen Algen in unterschiedlichen Mengen auf.

Ein Mangel kann sich durch das Auftreten von zunehmender Nachtblindheit zeigen. Bei schweren Mangelzuständen, wie sie in Entwicklungsländern häufig herrschen, kann es zur irreversiblen Zerstörung des Auges und damit zur vollständigen Blindheit kommen.

Betakarotin kann im Gegensatz zu Vitamin A zusätzlich noch reaktive Sauerstoffradikale abfangen und so hemmend auf die Arteriosklerose und die Krebsentstehung einwirken. Betakarotin fängt zudem freie Radikale und verringert das Krebsrisiko. Ferner schützt es die Haut vor UV-Strahlung.

Vitamin B_1
Vitamin B_1 (Thiamin) ist u.a. für den Kohlenhydratstoffwechsel wichtig, aber auch für den Energiestoffwechsel der Fette und für die Funktion der Nerven. Ein Mangel an Vitamin B_1 führt zur Anreicherung von Milchsäure in den Geweben und Körperflüssigkeiten, was die körperliche und geistige Leistungsfähigkeit empfindlich herabsetzt.

Während für Nichtsportler die empfehlenswerte tägliche Zufuhr bei 1,2–1,8 Mikrogramm liegt, benötigen Sportler etwa sechs bis acht Mikrogramm. Die bekannteste Mangelerkrankung an Vitamin B_1 ist Beriberi. Diese äußert sich in einer Störung der Nervenfunktion und vielen anderen Symptomen (z.B. Herzschwäche).

Vitamin B_2
Vitamin B_2 (Riboflavin) ist für die Zellatmung von Bedeutung. Mangelerscheinungen zeigen sich in Verwertungsstörungen der Aminosäuren im Eiweißstoffwechsel. Störungen des Wachstums können die Folgen sein. Mangelzustände sind vor allem an den Schleimhäuten (Entzündungen) zu erkennen.

Nach zehrenden Krankheiten und Operationen steigt der Bedarf an Vitamin B_2 ebenso an wie nach starken körperlichen Anstrengungen.

Der tägliche Bedarf für Nichtsportler beträgt 1,8–2,3, für Ausdauersportler sechs bis acht Mikrogramm.

Vitamin B_6
Vitamin B_6 (Pyridoxin) stellt eine Gruppe von drei B_6-Vitaminen dar. Seine größte Bedeutung liegt im Eiweißstoffwechsel und bei der Regulierung des Nervensystems. Der Bedarf an B_6 ist vor allem bei größeren Anstrengungen und im Kraftsport gesteigert. Bei Mangel kommt es zu Hautveränderungen und Störungen des Zentralnervensystems.

Vitamin B_{12}
Vitamin B_{12} hat vor allem wichtige Funktionen im Nervensystem, in der Blutbildung und der Regeneration der Schleimhäute. Mangelerscheinungen können sein: Gefühlsstörungen, Anämie, empfindliche Zunge.

Vitamin C
Vitamin C wirkt positiv auf das Immunsystem und damit auf die Anfälligkeit gegen Infektionskrankheiten. Durch das Abfangen schädlicher Sauerstoffradikale kann die Tumorentstehung und die Entwicklung der Arteriosklerose zum Teil gehemmt werden. Vitamin C sorgt für eine bessere Eisenaufnahme aus Nahrungsmitteln und ist wichtig für die Bildung und Funktionserhaltung von Bindegewebe und Knochen.

Vitamin D
Vitamin D (Cholecalciferol) ist für die Kalziumaufnahme und Knochenbildung von wesentlicher Bedeutung. Ein Mangel zeigt sich vor allem bei Säuglingen und Kindern in Form von Rachitis. Vitamin-D-Mangel führt zur sogenannten Osteomalazie (Knochenerweichung).

Vitamin E
Vitamin E (Tocopherol) gehört zu den sogenannten Antioxidantien. Der Körper benötigt u.a. Vitamin E, damit in den roten Blutkörperchen, der Muskulatur und in den Gelenken keine unerwünschten Reaktionen des Sauerstoffs ablaufen. Vitamin E hat vor allem eine Schutzfunktion auf Zellmembranen, indem es hochreaktive Sauerstoffverbindungen abfängt. Es wirkt bei Arteriosklerose vorbeugend und hilft gut bei Rheuma.

Vitamin K
Vitamin K (Phyllochinon) ist für die Blutgerinnung von entscheidender Bedeutung.

Folsäure
Folsäure reguliert einen Teil des Eiweißstoffwechsels, hat zentrale Bedeutung für das Zellwachstum und die Zellerneuerung.

Folsäure unterstützt die Regeneration von Zellen der Schleimhäute und spielt eine wichtige Rolle bei der Blutbildung. Sie wirkt effektiv der Arteriosklerose entgegen.

Niacin (Vitamin B_3)
Niacin fördert die Zellreparatur und hilft, Streß abzubauen.

Pantothensäure (Vitamin B_5)
Vitamin B_5 ist wichtig für bestimmte Stoffwechselvorgänge, fängt freie Radikale und ist ein Antioxidans.

Biotin (Vitamin H)
Biotin ist ein unerläßlicher Nährstoff für Haut und Haare.

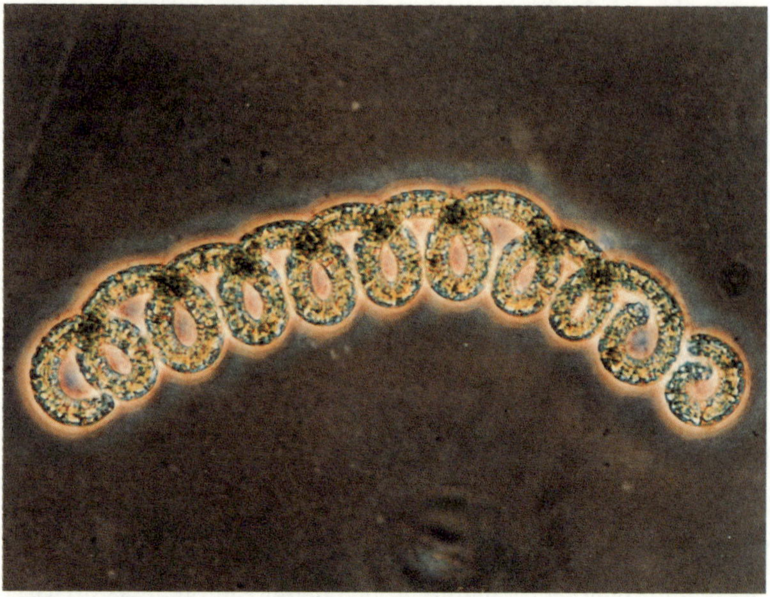

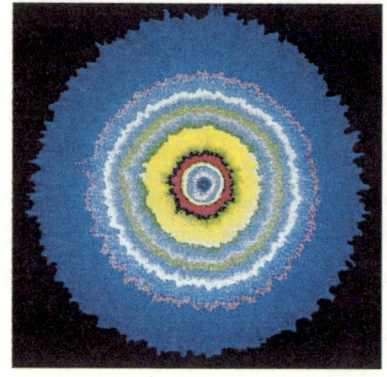
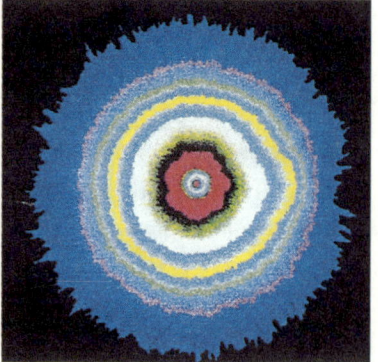

Beeindruckende Forschungsergebnisse

Spirulina

Um den Anforderungen der heutigen Zeit kraftvoll entgegentreten zu können, benötigt unser Körper in besonderem Maße natürliche, komplexe Lebensmittel mit wertvollen Vitalstoffen in einem naturbelassenen und ausgewogenen Kontext. Eine entscheidende Rolle kommt hierbei dem synergetischen Zusammenspiel der einzelnen Bestandteile zu. Spirulina ist ein natürliches, hochkonzentriertes »Lebensmittel« mit einem hohen Anteil an pflanzlichem Eiweiß und allen essentiellen Aminosäuren. Dazu kommen natürliche Vitamine und deren größtenteils noch unerforschte Biokatalysatoren. Daneben spielt der hohe Gehalt an Chlorophyll, Betakarotin und Phycocyacin eine entscheidende Rolle. Hinzu kommen wertvolle Mineralien und Spurenelemente. Kein anderes Lebensmittel liefert ein solch breites Spektrum an lebenswichtigen Nährstoffen. Kein noch so raffiniert ausgeklügeltes, künstlich zusammengestelltes Produkt kann dies in solcher Perfektion und Harmonie, wie dieses grüne »Kraftwerk« der Natur.

Eiweiß und Aminosäuren

Spirulina besteht bis zu 65 Prozent aus hochwertigem, pflanzlichem Eiweiß mit allen essentiellen und neun weiteren Aminosäuren. Da Spirulina einen einfachen »Zellmantel« besitzt, sind ihre Nährstoffe besonders leicht resorbierbar. Die Qualität des rein pflanzlichen Eiweißes in Spirulina rangiert, gemessen an der Netto-Protein-Verfügbarkeit an zweiter Stelle hinter der des Eiweißes im Hühnerei – und das, ohne den Körper mit Cholesterin zu belasten.

Vitamine

Spirulina enthält zahlreiche Vitamine, davon einige in höherer Konzentration als Früchte oder Gemüse. Besonders hoch ist der Anteil an dem seltenen Vitamin B_{12}, von dem man bisher annahm, daß es nur in tierischen Nahrungsmitteln enthalten sei. *Spirulina platensis* z. B. verfügt mit 2 mg/kg sogar über 2,5mal mehr Vitamin B_{12} als die bislang wichtigste Vitamin B_{12}-Quelle, die Rinderleber. Auch die Konzentration an Vitamin A ist außergewöhnlich hoch.

Vitamin A ist einer der wichtigsten Nährstoffe für gutes Sehen. Da im menschlichen Organismus die »Güte« der Zellmembranfunktion durch verfügbares Vitamin A bestimmt wird und auch die Haut- und Schleimhautfunktionen davon abhängig sind, spielt der hohe Anteil an Vitamin A eine wichtige Rolle bei der Behandlung und Vorbeugung von Hautkrankheiten. Besonders bei Hautkrebs konnten mit natürlichem Vitamin A erstaunliche Therapieerfolge erzielt werden. Im Gegensatz zu künstlichen Präparaten mit synthetischen Vitaminen hat Spirulina eine natürliche, hochdosierte Kombination verschiedenster Vitalstoffe in völlig naturbelassenem Verbund. Durch die ebenfalls enthaltenen Katalysatoren kommt es zu einer außergewöhnlich hohen Verwertbarkeit dieser Stoffe durch den Darm. Hervorzuheben ist auch der hohe Anteil an dem Antioxidans Betakarotin, einer natürlichen Vorstufe des Vitamins A. Der Körper kann es, je nach Bedarf, in Vitamin A umwandeln. Betakarotin gilt, im Gegensatz zu Vitamin A, auch in hohen Dosen als völlig ungefährlich. Spirulina enthält bis zu 1700 mg/kg Betakarotin. Dies ist ungewöhnlich viel. Der außergewöhnlich hohe Anteil an natürlichem Betakarotin bekämpft freie Radikale, welche Zellwände schädigen und so den Grundstein für bösartige Entwicklungen legen. Ein zellschützender Effekt von Betakarotin konnte inzwischen eindeutig belegt werden. Die zur Verwertung des fettlöslichen Vitamins unbedingt nötigen Fettsäuren enthält Spirulina, im Gegensatz zu betakarotinreichen Gemüsen wie Karotten, ebenfalls. Daran wird deutlich, wie wichtig das richtige Zusammenspiel der miteinander in Verbindung stehenden natürlichen Vitalstoffe ist. Verschiedene Forschungsergebnisse, so auch eine aktuelle Studie an Rauchern aus Finnland, belegen immer wieder, daß synthetische Vitamine den natürlichen Vitaminen weit unterlegen sind. Dies liegt nicht zuletzt an den sekundären Pflanzenstoffen, auch Phytochemikalien genannt. Diese haben eine weitaus größere Bedeutung als bisher vermutet, da sie z.B. für die Aufnahme der Vitamine durch die Darmschleimhaut verantwortlich sind.

Mineralstoffe

Aus der Reihe der wertvollen Mineralstoffe und Spurenelemente ist vor allem Selen hervorzuheben. Gerade Selen kann der menschliche Organismus nicht selbst bilden, er ist auf die Zufuhr von außen angewiesen. Selen entgiftet den Körper, indem es viele Schadstoffe aus der Umwelt, wie z.B. Cadmium, Thallium, Quecksilber, Blei und Nitrit senkt. Nachdem inzwischen ein Zusammenhang zwischen Krebs und zu niedrigem Selenspiegel im Blutserum nachgewiesen wurde, gehört Selen heute zu den festen Bestandteilen ganzheitlicher Krebstherapie.

Spirulina ist ebenfalls ein guter Lieferant von zweiwertigem, organisch gebundenem Eisen sowie von Magnesium und Kalzium. Die Verfügbarkeit der Mineralien in Spirulina ist um ein vielfaches höher als in künstlichen Mineralstoffpräparaten. Die von diesen Mitteln bekannten möglichen Nebenwirkungen wie Magenbeschwerden sind beim Verzehr von Spirulina, z.B. zur gezielten Eisenzufuhr während der Schwangerschaft, nicht zu befürchten.

Fettsäuren

Mit ca. acht Prozent enthält Spirulina wenig Fette; diese weisen jedoch einen hohen Anteil wertvoller ungesättigter Fettsäuren (Gamma-Linolsäuren) auf.

Die Gamma-Linolsäure ist eine Omega-6-Fettsäure. Von diesen Fettsäuren ist bekannt, daß sie bereits in niedriger Konzentration eine Vielzahl von physiologischen, hormonellen und immunologischen Vorgängen steuern.

Epidemiologische und klinische Studien belegen, daß mehrfach ungesättigte Fettsäuren der Entstehung von Herz- und Kreislauferkrankungen entgegenwirken können, welche oft auf eine lebenslang überhöhte Aufnahme von gesättigten Fetten zurückzuführen sind.

Diese Zufuhr von ungesättigten Fettsäuren kann den Cholesterinspiegel des Menschen sinken lassen, wie Studien belegen konnten.

Sogenannte Glycolipide und Sulfolipide sind Fette, wie sie fast ausschließlich in Mikroorganismen gebildet werden. Sie wurden von dem Krebsforschungszentrum der USA (NCI) auf ihre präventive Wirkung hin untersucht. Bei diesen ausführlichen Tests stellten Wissenschaftler fest, daß die Sulfolipide eine bemerkenswerte Aktivität in der Zerstörung von HI-Viren entwickelten und stuften diesen, in Spirulina in großen Mengen vorkommenden Stoff mit höchster Priorität für weitere Forschungsvorhaben ein.

Blutfette, Zucker und Harnsäure

In einer größeren prospektiven Längsschnittuntersuchung wurde das »Nahrungsergänzungsmittel« Spirulina an überwiegend »gesunden« Versuchspersonen, die jedoch an den Zivilisationserscheinungen Hypercholesterinämie, leichter Erhöhung des Blutzucker- und Harnsäurespiegels sowie an allgemeiner Müdigkeit, Konzentrationsschwäche und eingeschränkter körperlicher Belastbarkeit litten, über einen Zeitraum von sechs Wochen getestet.

Vor, während und nach dieser Zeit wurde die Wirkung anhand einiger Laborparameter sowie einer subjektiven Bewertungsskala untersucht. Neben einer deutlichen Senkung des Gesamtcholesterinspiegels bei gleichzeitiger Erhöhung der HDL-Fraktion (= die Fraktion der sogenannten guten Fette) konnte sowohl ein regulativer Effekt im Glukosestoffwechsel wie auch eine hoch signifikante Steigerung des Allgemeinbefindens festgestellt werden.

Bei Personen (mit Harnsäurewerten über 6,5 mg %) konnte eine deutliche Verringerung der Werte beobachtet werden. Die vereinzelt festgestellte Senkung erhöhter Glucosewerte wurde in dieser Studie ebenfalls klar belegt. Der Blutglucosewert konnte bei den Hyperglykämikern in den sechs Wochen um mehr als 27 Prozent signifikant verringert werden (von ca. 128 mg % auf 93 mg %). In diesem Zusammenhang interessant war ebenfalls die Gruppe mit einem Blutzuckerwert um bzw. unter 70 mg %. Die während der Studie beobachtete Erhöhung von 63,25 ± 10,35 auf 80,99 ± 16,8 mg % läßt in Verbindung mit den oben beschriebenen Ergebnissen die Vermutung zu, daß hier ein wie auch immer gearteter regulativer Effekt im Spiel zu sein scheint, ein Aspekt, dem noch einmal besondere Beachtung geschenkt werden sollte.

Das interessanteste Ergebnis unter den laborchemischen Parametern aber lieferten zweifellos die Blutfettwerte von Gesamtcholesterin und HDL. Gesamtcholesterin konnte von ca. 279 mg % auf 246 mg % um etwa zwölf % gesenkt werden, zugleich erhöhte sich der HDL-Anteil von 30,5 mg % auf 38,8 mg %, also um etwa 20 %.

Alzheimer

Einige kanadische Studien, die sich mit der Wirkung des aus Spirulina gebildeten sogenannten Anatoxin A beschäftigten, kamen zu dem erstaunlichen Resultat, daß dieser noch wenig erforschte Stoff bei Alzheimer-Patienten den geistigen Verfallsprozeß verlangsamen kann.

Schleimhautentzündungen

Eine Studie an Vorschulkindern in Indien zeigte, daß die Einnahme von Spirulina einen schützenden Effekt auf die Mundschleimhaut ausübt.

Eine andere Forschungsgruppe untersuchte den Einfluß von Spirulina auf. stomatogene Erkrankungen. Dies sind schwere Entzündungen im Bereich des Mundraums. Sie treten z.B. bei Schwermetallvergiftungen, insbesondere bei Bleivergiftungen auf. Um verwertbare Ergebnisse zu erhalten, untersuchte man Menschen mit Bleivergiftungen, deren Blut- und Harnwerte bezüglich Blei erhöht waren. Nach Angaben der WHO sollten sich im Blut nicht mehr als 0,1 mg/l und im Harn nicht mehr als 10 mg/l befinden. Unter einer Spirulinakur reduzierten sich die Blutbleiwerte und Harnbleiwerte im Durchschnitt um 30 Prozent.

Eine Studie an Patienten mit starkem Haarausfall ergab, daß alle Probanden nach drei Monaten Einnahme von zehn Tabletten Spirulina in Kombination mit Zink (Firma Hau) pro Tag von einer subjektiven Linderung des Haarausfalls berichteten.

Eine zahnärztliche Studie befaßte sich mit Zahnfleischentzündungen, Karies und Parodontose bei Kindern. Nach Einnahme von sechs Tabletten Spirulina über sechs Wochen kam es zu einer deutlichen Abnahme der Zahnfleischblutungen. Die erhaltenen Daten zeigten eine Erhöhung der Resistenz des Zahnschmelzes sowie eine Reduzierung der Zahnfleischentzündungen.

Krebs und Immunschwäche

Das Deutsche Krebsforschungszentrum Heidelberg ist überzeugt davon, daß 90 Prozent aller Krebserkrankungen ernährungs- und umweltbedingt sind, wobei 35 Prozent auf das Konto der Ernährung gehen und damit leicht von jedem zu beeinflussen sind.

In vielen Veröffentlichungen zur Wirkungsweise der Spirulina wird immer wieder eine Wechselwirkung zwischen Alge und Krebsgeschehen beschrieben.

Ein starker antiviraler Effekt konnte ebenso eindeutig nachgewiesen werden wie stärkende Effekte auf das Immunsystem und wachstumshemmende Effekte auf Tumorzellen.

In experimentellen Studien mit Tieren an der Harvard-Universität in Boston konnte nachgewiesen werden, daß die natürlichen Carotinoide aus der Spirulina dem synthetischen Betakarotin überlegen sind.

Spirulina enthält auch die essentielle Linolsäure, eine zweifach ungesättigte Fettsäure, die der menschliche Organismus nicht selber herstellen kann und die bereits in niedrigsten Konzentrationen an immunologischen Vorgängen beteiligt ist.

Einer zehn-Jahres-Studie am französischen Krebsforschungs-institut zufolge verringerte sich bei Rauchern nach prophylaktischer Einnahme von Betakarotin das Lungenkrebsrisiko um 30 Prozent.

In Tierversuchen an der bereits erwähnten Harvard-Universität in Boston (USA) hat sich gezeigt, daß ein Extrakt aus der Spirulina eine Tumorentwicklung verhindert. Versuchstiere waren Hamster, deren Wangentaschen durch Karzinogene geschädigt waren. Mikroskopische Untersuchungen der Wangenhöhle ließen interessanterweise bei den mit Spirulina »geschützten« Hamstern Frühstadien von Krebs erkennen, die sich im Prozeß des Zerfalls befanden.

In ersten experimentellen Studien meines Mitarbeiters, des Diplombiologen B. Benninghoff, zeigte sich, daß durch *Spirulina platensis* ein stimulierender Einfluß auf die körpereigene Immunabwehr hervorgerufen wird.

Es ist daher empfehlenswert, *Spirulina platensis* als Nahrungsergänzung sowohl zur Krebsvor- als auch Nachsorge einzusetzen. Da z.B. ein gehäuftes Krebsvorkommen in Familien, wo eine einzelne Person stark raucht, festgestellt wurde, sollten in solchen Fällen alle Familienangehörigen regelmäßig Spirulinaalgen verzehren. Auch Personen, die engen Kontakt mit Krebserkrankten haben, oder ältere Menschen, deren Immunsystem eine altersbedingte Abnahme der Reaktionsfähigkeit aufweist, können zu den Risikopatienten gehören und sollten daher Spirulina als Nahrungsergänzung zur Krebsprävention einsetzen.

In der neuen Biomed-Krebsklinik in Bad Bergzabern ist *Spirulina platensis* Bestandteil einer Krebsschutzdiät.

Verschiedene amerikanische Studien konnten nachweisen, daß Extrakte von Spirulina in der Lage sind, Krebszellen in ihrem Wachstum zu hemmen, indem sie beschädigte DNA-Zellen, die sonst das unkontrollierte Zellwachstum bremsen würden, reparieren.

Virusinfekte

Im April 1996 fanden Wissenschaftler der Harvard Medical School Boston heraus, daß sich durch Spirulina-Extrakte die HIV-1-Replikationsrate, also die Verdopplung dieser Viren, senken läßt. Bereits 5–10 µg/ml führten in Studien zu einer Senkung der Virusvermehrung.

Eine andere Gruppe fand heraus, daß sich auch die Vermehrung von Herpes-simplex-Viren ebenso wie von Influenza-A-Viren senken läßt.

Spirulina eignet sich grundsätzlich für alle Menschen, die sich nicht gesund fühlen und über ein allgemeines Unwohlsein mit Schwäche und Müdigkeit klagen, wobei sich eine medizinisch eindeutige Ursache bzw. Einzelfaktoren nicht festmachen läßt. Spirulina unterstützt hierbei besonders eine ganzheitliche Therapie verschiedener Leiden und deren Ursachen. Sie ist somit kein Wundermittel oder gar Allheilmittel gegen bestimmte Symptome, sondern unterstützt den Körper bei der Reaktivierung der Selbstheilungskräfte. Spirulina stimuliert auf vielfältige Weise im Zusammenspiel mit einer ausgewogenen Ernährung die körpereigenen Immunkräfte.

Eine Ergänzung der Nahrung mit Spirulina soll der Wiedergewinnung, Stabilisierung und Förderung der Harmonie des Stoffwechsels dienen. Langfristig ist mit einer Steigerung der Leistungskraft und Vitalität zu rechnen. Durch die konzentrierte und ausgewogene Kombination der Nährstoffe wertet Spirulina die übrige Nahrung auf und komplettiert sie. In besonderen Lebenssituationen, wie zum Beispiel während der Schwangerschaft und bei größerem beruflichem oder privatem Streß, bietet sich Spirulina als vitalstoffreiche Ergänzung der Nahrung an. Da wir letztendlich alle in der heutigen Zeit größeren wie kleineren Belastungen ausgesetzt sind, ist die ständiger Einnahme von Spirulina auch für den gesunden Menschen grundsätzlich empfehlenswert.

Der »Dauerfrühling« der japanischen Senioren durch die Mikroalge *Spirulina platensis* ist augenfällig:

Japan exportiert Autos, Fernseher und Videokameras in alle Welt. Aber Japan importiert trotz seines eigenen Algenreichtums die Mikroalge Spirulina in großen Mengen. Was ist der Hintergrund für diese Tatsache?

Japaner geben einen großen Teil des ihnen zur Verfügung stehenden Geldes für die Erhaltung ihrer Gesundheit aus. Nach einer Untersuchung aus dem Jahre 1988 ist der Markt für die Mikroalge Spirulina in Japan in nur zehn Jahren von Null auf 45 Millionen US-$ gewachsen.

Spirulina platensis ist in Japan fast genauso bekannt wie die allgemein bekannten Vitamine, während in den USA *Spirulina platensis* als wertvolle Nahrungsergänzung für Menschen im Alter von 20 bis 40 Jahren gilt, um den energiefressenden Lebensstil der heutigen Zeit durchhalten zu können. Dies ist in Japan ganz anders. 73 Prozent der Käufer von *Spirulina platensis* sind über 50 Jahre alt. 57 Prozent dieser Altersgruppe sind Frauen, die diese Alge regelmäßig kaufen.

Warum entscheiden sich so viele japanische Senioren für die Mikroalge Spirulina? 45 Prozent nehmen sie, um spezielle Mängel in der Ernährung auszugleichen; weitere 28 Prozent, um gesund zu bleiben und das allgemeine Wohlbefinden zu erhalten, und zwölf Prozent nehmen sie als grundlegende Nahrungsaufwertung. Aus der Gruppe, welche die Mikroalge *Spirulina platensis* zum Ausgleich spezieller Mängel einnimmt, gaben 22 Prozent ihren Blutzuckerspiegel an, 15 Prozent Augenprobleme, und 14 Prozent erhofften sich eine bessere Verdauung.

Eine alte Weisheit sagt, daß die Gesundheit im Darm beginnt. Viele ältere Menschen leiden heutzutage an Verstopfung und gebrauchen ständig Abführmittel. Viele befürchten auch schlimmere Darmbeschwerden, welche durch jahrelange schlechte Ernährungsgewohnheiten entstehen. Die japanischen Senioren betrachten *Spirulina platensis* auch nicht als ein Produkt, das gerade kurzzeitig in Mode gekommen ist. Typisch ist eine durchschnittliche Einnahme von vier bis fünf Gramm pro Tag (8–10 Tabletten à 500 Milligramm). Viele nehmen auch mehr, als Teil ihres Programms zur langfristigen Erhaltung der Leistungsfähigkeit, zu sich. Die Japaner sind in der Vorbeugung zur Gesunderhaltung sehr bewußt und handeln entsprechend.

Zusammensetzung der Spirulina-Alge in g/100 g

Protein 60,4, Kohlenhydrate 12,6, Fette 4,9, Wasser 5,6, Mineralien 8,0, Rohfaser 8,5

Essentielle Aminosäuren
Isoleucin 4,8, Leucin 7,1, Lysin 7,5, Methionin 2,0, Phenylalanin 3,6, Threonin 8,3, Tryptophan 2,4, Valin 5,1

Nichtessentielle Aminosäuren
Alanin 5,4, Arginin 5,2, Asparaginsäure 6,0, Cystin 0,6, Glutaminsäure 8,6, Glycin 6,6, Histidin 1,0, Prolin 5,6, Serin 3,6, Tyrosin 2,5

Kohlenhydrate
Ramnose 9,0, Glucan 1,5, Phosphorlierte Cyclitole 2,5, Glucosamin+Muraminsäure 2,0, Glycogen 0,5,

Fette (Angaben in mg pro 1000 g)

Laurinsäure 229, Myristinsäure 582, Palmitinsäure 18 820, Heptdecansäure 116, Ölsäure 2489,

Linolsäure 12350, Gammalinolensäure 11900, Alpha Linolensäure 293

Vitamine (Angaben in mg/ 1000g)

Biotin 0,4, Cyanocobalamin B_{12} 110, Ca Pantothenat 11, Folsäure 0,5, Inosit 350, Nicotinsäure 118,
Pyridoxin B_6 6,0, B_1 55, B_2 40, E 10-60, Carotinoide 3350, davon Betakarotin 1200–1800,
Chlorophyll 11800, Phycocyanin 12000–15000

Mineralien
Kalzium 3200, Phosphor 6800, Eisen 360, Natrium 3310, Chlorid 144, Magnesium 4350, Mangan 48,
Zink 50, Kalium 1530, Selen 0,5, Lithium 0,35
Nukleinsäure: Durchschnitt in Prozent von Gesamtmenge RNS 2,8, DNS 0,8

Da jeder dieser Inhaltsstoffe für sich vom Körper gebraucht wird, können durch Algen Defizite ausgeglichen werden.

Solche Defizite können durch falsche oder unzureichende Ernährung verursacht werden und in ihrer Folge Krankheiten verursachen.

AFA-Algen

Das »Wall Street Journal« vom 4.12.1995 berichtete, daß die Martek Biosciences Corp aus Mikroalgen einen Zusatz für Kindernahrung herstellt, der den Intelligenzquotienten erhöhen soll. Mehreren Studien zufolge sollen die aus AFA-Algen extrahierten Stoffe DHA (Docosahexaonic Acid) und ARA (Arachidonic Acid), die auch in der Muttermilch enthalten sind, für die Gehirnentwicklung von entscheidender Bedeutung sein.

Sogar die Weltgesundheitsorganisation (WHO) und die Food & Agriculture Organisation der Vereinten Nationen empfehlen, diese Bestandteile der Mikroalgen der Babynahrung zuzusetzen. In der »Hamburger Morgenpost« vom 7.1.1998 fand sich ein ähnlicher Hinweis auf eine Studie aus der US-Fachzeitschrift »Pediatrics«: Gestilltwerden stehe in einem leichten, aber deutlichen Zusammenhang mit der geistigen Fähigkeit und der erzieherischen Reife des Kindes. Im Artikel wird darauf hingewiesen, daß die DHA u. a. aus der winzigen Alge AFA gewonnen wird.

AFA kann auch Meditierenden bei der Gehirnsynchronisation helfen.

Einer der Nährstoffe der Algen ist das Phycocyanin, ein blaues Pigment, das strukturell dem Betakarotin ähnelt, welches das Immunsystem zur Arbeit anregt und als natürlicher Reiniger wirkt, der den Körper vor degenerativen Krankheiten schützt. Ein weiterer Algennährstoff ist die Gamma-Linolenic-Säure (GLA), die in den Samen einiger weniger Blumen und in der menschlichen Muttermilch gefunden wurde. GLA stimuliert die Erzeugung von Prostaglandinen, die das Wachstum und die Funktion des Herzens regulieren. Die Forschung hat gezeigt, daß Zellen, die einen Mangel an GLA aufweisen, sehr schwach sind und degenerativen Wechseln zum Opfer fallen.

Studien

Nicaragua Report

An einer großen Doppelblind-Studie in Nicaragua nahmen 2500 Schulkinder im Alter von sechs bis 14 Jahren teil.

Die Hälfte der Kinder erhielt täglich ein Gramm blaugrüne AFA-Algen vom Klamath Lake. Die andere Hälfte bekam Placebos. Das Ergebnis war verblüffend: Die Fehlzeiten der Schüler, die AFA-Algen eingenommen hatten, verringerten sich von 28 Prozent auf sieben Prozent, die Mitarbeit in der Klasse stieg von 21 Prozent auf 75 Prozent, die Schulleistungen verbesserten sich erheblich. Gute bis ausgezeichnete Resultate erhöhten sich von 48 Prozent auf 80 Prozent.

Der Ernährungsstatus besserte sich deutlich. Während anfangs 86 Prozent der Kinder als unterernährt eingestuft wurden, waren es nach sechs Monaten nur noch 21 Prozent. Weitere Parameter waren Haut, Schleimhäute und Haare.

Während anfangs der Haarzustand bei 75 Prozent der Kinder als normal bezeichnet wurde, waren es nach sechs Monaten 97 Prozent der Kinder, die »normale« Haare hatten. Anfangs hatten 27 Prozent der Kinder Hautkrankheiten und extreme Hautblässe, nach sechs Monaten war der Zustand der Haut bei allen Kindern normal. Auch der Zustand des Zahnfleisches und der Mundschleimhaut verbesserte sich erheblich. Während anfangs 19 Prozent der Kinder blutende Mundschleimhäute hatten, waren es nach sechs Monaten nur noch zwei Prozent, in gleicher Weise besserten sich auch Augenbindehäute.

Darüber hinaus haben die AFA-Algen jedoch noch weitere Wirkungen:
1. Sie sind leicht basisch. Dadurch binden sie die Magensäure und entsäuern den Körper.
2. Sie zählen zu den kühlenden Nahrungsmitteln. Nach der chinesischen Fünf-Elemente-Lehre helfen sie, das Körpergleichgewicht zu stabilisieren. Bei Infektionen und Fieber kommt dieser Effekt besonders positiv zum Tragen.
3. Sie wirken harntreibend und entwässern dadurch den Körper.
4. Durch ihre Fähigkeit, Schwermetalle zu binden, wirken sie entgiftend und lymphreinigend.
5. Als Bitterstoff regen sie den Verdauungsstoffwechsel an.
6. Durch ihren ausgewogenen Protein- und Kohlenhydratgehalt sorgen sie für eine Stabilisierung des Blutdrucks.

Die Verarbeitung

Die Algen werden während der Blüte aus dem Wasser gesiebt und schließlich bei maximal 20 Grad sprühgetrocknet, um sie alsdann völlig naturbelassen in Tablettenform zu pressen.

Jeder Algenstrang wird einzeln von einem unabhängigen Labor getestet. Diese Labors sind von dem US Departement of Agriculture (USDA) ermächtigt und bei der US Food and Drug Administration (FDA) registriert.

Diese Tests stellen sicher, daß die Uralge auch wirklich aus 100% *Aphanizomenon flos-aquae* besteht und frei von jeglicher Unreinheit ist. Zusätzlich wird das fertige Produkt zu zwei weiteren Labors geschickt, um noch einmal die Reinheit zu bestätigen. Insgesamt wird die Alge viermal getestet, bevor sie zum Verzehr freigegeben wird.

Seit es 1997 in einem der in das Erntegebiet einmündenden Flüsse zu einem Fischsterben kam, geriet die Alge unter Beschuß. Gesundheitsschädigende Wirkungen wurden ihr nachgesagt und tauchen auch heute noch immer wieder auf. Die Vorwürfe der

Konkurrenten konnten jedoch schnell entkräftet werden. Nicht die AFA-Alge bildet Toxine, sondern eine ganz andere Algensorte, die jedoch nicht geerntet wird. Diese mikrozystische Algenform blüht einige Zeit vor der AFA-Alge in gelblicher Farbe direkt an der Seeoberfläche. Die grünfarbige AFA-Alge hingegen vermehrt sich unter der Wasseroberfläche und wird später geerntet, so daß eine Verseuchung mit der gelben Alge ausgeschlossen ist was mir die Produzentenfirma versicherte. Die Zusammensetzung ist ähnlich wie bei der Spirulina-Alge.

Die Mikroalge Chlorella

Studien über Chlorella Algen beziehen sich vornehmlich auf die entgiftende und reinigende Wirkung dieser Mikroalge, auf die hier nicht näher eingegangen werden soll, da dies im Kapitel über Algen in der Umweltmedizin ausführlich beschrieben wird.

Zusammensetzung von Chlorella (am Beispiel von Chlorella der Firma Hau)

(Angaben in g/ 100 g)

Mineralstoffe 7,0; Chlorophyll 2,1; Fett 8,0 (davon 70–80 Prozent ungesättigte Fettsäuren), Kohlenhydrate 15 g

Protein 55,9 g, Rohfaser 5,0 g

Essentielle Aminosäuren
Isoleudin 3,0; Leucin 4,7; Lysin 3,8; Methionin 0,8; Phenylalanin 3,0; Threonin 2,6; Tryptophan 0,9; Valin 3,2

Nichtessentielle Aminosäuren
Alanin 3,2; Aspargin 5,0; Arginin 4,0; Cystin 0,4; Glutamin 6,0; Glycin 3,2; Histidin 1,0; Prolin 3,4; Serin 2,2; Tyrosin 1,7

Vitamine und Mineralstoffe mg / 100 g
  Vitamin A_{60}; B_1 0,4 ; B_2 0,6; B_6 0,5; B_{12} 0,1; C 22; E 6,6; Bioti192
  Carotinoide 120; Chrom 0,1; Eisen 31; Folsäure 26,9
  Inositol 150; Jod 3; Kalzium 363; Kobalt 0,03; Kupfer 0,3
  Magnesium 256; Mangan 2,4; Natrium 1692; Nikotinamid 23
  Pantothensäure 1,3; Phosphor 977; Zink 1,95

Kapitel 4

Algen in der Medizin und ihre praktische Anwendung

Wir schauen zurück zum Ursprung, machen uns seine Kräfte bewußt und nutzen sie für die hohen Aufgaben, die vor uns liegen. Kraft, die uns das Meer schenkt, heiter und unbesiegt.

Paracelsus

Alle Algen haben trotz des unterschiedlichen Gehalts an wichtigen Wirkstoffen wie Alginaten, Jod oder Chlorophyll ähnliche Heilwirkungen. Je nach Algenart und Anbaugebiet sind die Nährstoffzusammensetzungen jedoch recht großen Schwankungen unterworfen.

Sowohl Makro- als auch Mikroalgen wirken Harnsäure-, Zucker- und Cholesterin-senkend. Hinzu kommen antibakterielle und antivirale sowie immunstärkende Wirkungen. Dazu kommt eine entzündungshemmende und schleimhautberuhigende Wirkung, die sich an allen Schleimhäuten, an den Bronchien ebenso wie an den Darmschleimhäuten, positiv bemerkbar macht.

Auch durchblutungsfördernde und gerinnungshemmende Wirkungen konnten nachgewiesen werden.

Dazu kommen stoffwechselanregende und vitalisierende Wirkungen entsprechend der einzelnen Vitamin- und Mineralienzusammensetzungen. Weiterhin führt eine laxierende und Giftstoffe bindende Wirkung zu einer verstärkten Entgiftung und Reinigung des Körpers.

Vergleich zwischen Blaugrünen Uralgen, Spirulina und Chlorella

Blaugrüne Uralgen aus dem Klamath Lake sind wild gewachsen und lassen sich in unveränderter Form nicht wie andere Algenarten züchten. Jede Einschränkung der natürlichen Bedingungen, wie sie bei der Zucht eines Lebewesens zwangsläufig erfolgt, führt zumindest zu einer Reduzierung des Energiefeldes. Dies läßt sich durch Messung der Biophotonen–Emission (Lichtausstrahlung) nachweisen. So haben z. B. Wildkräuter eine doppelt so hohe Lichtausstrahlung wie biologisch angebaute Kräuter, während konventionell angebaute Kräuter nur noch rund zehn Prozent des ursprüngliches Wertes haben.

Das Energiemuster der Blaugrünen Uralgen ähnelt stark dem Bild des menschlichen Neurons, es entspringt einem Stamm und baut Verzweigungen und Verbindungen auf. Das Energiemuster der unter künstlichen Bedingungen gezüchteten Spirulina gleicht einer Schneeflocke, mit einer stark zentrierten Ausrichtung. Deshalb wirkt die Blaugrüne AFA-Uralge bedingt durch das ursprünglichere Energiefeld sehr viel stärker im feinstofflichen Bereich, während Spirulina mehr auf die grobstofflichen körperlichen Funktionen zentriert ist. Das bedeutet, daß sich die Wirkung der AFA-Algen vornehmlich auf das energetische Feld bezieht, auf die Aura des Körpers. So steigert sie Wohlbefinden und öffnet Geist und Seele durch Erhöhung und Harmonisierung des Energieniveaus. Sie öffnet für Spiritualität und schärft die Intuition und die Wahrnehmung der inneren Stimme.

Als Begleitmedikation zu Bach-Blüten, homöopathischen Mitteln oder spirituellen Heilverfahren hat sich die Einnahme von AFA-Algen hervorragend bewährt. Auch in Fastenzeiten, in denen viel meditiert wird, bilden die AFA-Algen einen hilfreichen, unterstützenden Nahrungsersatz.

Spirulina hat aufgrund ihrer inzwischen genauestens erforschten Zusammensetzung einen klar definierten Stellenwert in der Begleittherapie von bestimmten Erkrankungen. Dazu gehören in erster Linie Krebs, Durchblutungsstörungen, Infekte, hohe Harnsäure-, Fett- und Blutzuckerspiegel, Bluthochdruck, Verdauungsstörungen, Akne, Arthritis, Depressionen, Allergien, Jodmangel, Blutarmut durch Eisenmangel, Herpes, Aids u.a.

Chlorella hat nicht die gleiche Bedeutung wie Spirulina, weil ihre Zellen von einer festen Zellulosewand mit Einlagerungen von Sporopollenin umgeben sind. Die so verstärkten Zellwände sind chemisch nur sehr schwer aufspaltbar, d.h. auch für den Menschen nicht ohne weiteres verdaulich. Mit modernen mechanischen Verfahren wird versucht, die Zellwand schonend aufzuschließen, so daß die Algen von den Verdauungsenzymen leichter »geknackt« werden können. Dies ist noch nicht ganz eindeutig erforscht. Der Vorteil der festen Zellulosewände besteht in der Fähigkeit, Zucker, Fette, Schwermetalle und andere Giftstoffe, auch radioaktive Substanzen, zu binden und auszuscheiden. In vielen Studien konnte das zweifelsfrei nachgewiesen werden, ebenso wie abführende, entschlackende und fettspiegelsenkende Wirkungen. Der erstmalige Versuch, eine Struktur in die Vielfalt der unterschiedlichen Algenprodukte zu bekommen, gestaltete sich auf den ersten Blick schwierig. Wissenschaftlich verwendbare Studien, wie sie z. B. sehr umfangreich über Braunalgen und Spirulina vorliegen, gibt es über Chlorella nur in sehr begrenztem Maße. Über AFA-Algen liegen bislang eine Vielzahl von Erfahrungsberichten vor, die zwar einer wissenschaftlichen Beurteilung nicht standhalten, die aber dennoch Beachtung verdienen. Wegen des gleichen Aufbaus sind die Studien über Spirulina auf die AFA-Algen übertragbar, wenngleich der Ort des Anbaus bzw. der Ernte kritisch beobachtet werden muß. Wildwachsende AFA-Algen haben den Vorteil reiner energetischer Schwingungsmuster und hoher Nährstoffkonzentration; es besteht jedoch die Gefahr einer Verunreinigung durch andere Algen. Im Gegensatz dazu gewinnt man in Spirulina-Farmen reine Produkte, die auf der anderen Seite jedoch in künstlichen Becken gezüchtet werden. Das Spirulina von Hawaii bietet im Augenblick die höchste Qualität: Es wird an natürlichen Orten unter optimalen Bedingungen gezüchtet.

Die Erfahrungsberichte zu den Nahrungsalgen werden immer umfangreicher, und auch die Zahl der wissenschaftlichen Studien über positive Wirkungen auf die Gesundheit wächst ständig.

Sicher scheint auch, daß viele der noch nicht bekannten Vitalstoffe dazu dienen, die wertvollen Aminosäuren, Vitamine und Mineralien für den Körper aufzuschließen und deren Aufnahme somit erst möglich zu machen. Das vermutete komplexe Zusammenspiel der einzelnen Inhaltsstoffe untereinander ist für die Resorption im Körper von entscheidender Bedeutung und läßt sich bislang in chemischen Präparaten nicht »nachahmen«.

Um Ihnen die Beschaffung der Algen bzw. der Algenpräparate zu erleichtern, habe ich mich auf wenige deutsche Firmen beschränkt, die aus meiner Sicht das komplette Angebot an Algenpräparaten abdecken und die seit vielen Jahren wichtige Forschungsarbeit leisten. Herauszuheben ist in diesem Zusammenhang die Firma »Thalasso Plus« in Saarbrücken, deren Leiterin Madame Guillou sich weltweit durch ihren engagierten Einsatz für die Erforschung von Algen viel Anerkennung erworben hat.

Z.B. bieten sie Vital-D-Kapseln aus zwölf verschiedenen Eßalgen, einzelne Eßalgen getrocknet oder in Kapselform zum Verzehr, als Cytofiltrate von Algen sowie verschiedenen Algenmischungen zur äußeren Anwendung oder als Badezusatz an. Daneben gibt es die Firma »Neomed« (reine Braunalgenextrakte) und die Firma Green Valley (Chlorella- und Spirulinaprodukte). Während sich die Tablettenangaben bei Spirulina auf 500 mg beziehen, enthält die hier empfohlene Chlorellatablette 400 mg.

Alle in diesem Buch erwähnten Algen kann man über den Algenversandhandel der Firma »Vita-Vision« (Adresse siehe Anhang) am preisgünstigsten beziehen.

Wichtiger Hinweis:

Bei der begleitenden Therapie von Krankheiten mit Algenprodukten ist es sehr wichtig, diese Produkte zunächst nur zusätzlich zu den ärztlich verordneten Mitteln einzusetzen. Sie ersetzen keinesfalls eine schulmedizinische Diagnostik und Therapie, dennoch können sie helfen, den Krankheitsverlauf zu mildern und zu verkürzen. Auch läßt sich in vielen Fällen eine Reduzierung der üblichen Medikation erreichen. Sollten leichte Erkrankungen oder Befindlichkeitsstörungen dennoch ausschließlich mit Algen behandelt werden, so ist dies nur dann von Erfolg gekrönt, wenn die Grundregeln zur gesunden Lebensführung vollständig eingehalten werden.

Im allgemeinen gilt: Je weniger ein Patient bereit ist, seinen Lebensstil zu ändern und aktiv an der Gesundung mitzuwirken, desto intensiver muß die schulmedizinische Therapie sein.

Überblick über die wichtigsten Wirkungen von Algen

Dank ihrer vielfältigen Heilwirkungen lassen sich Algen bei folgenden Krankheiten einsetzen:

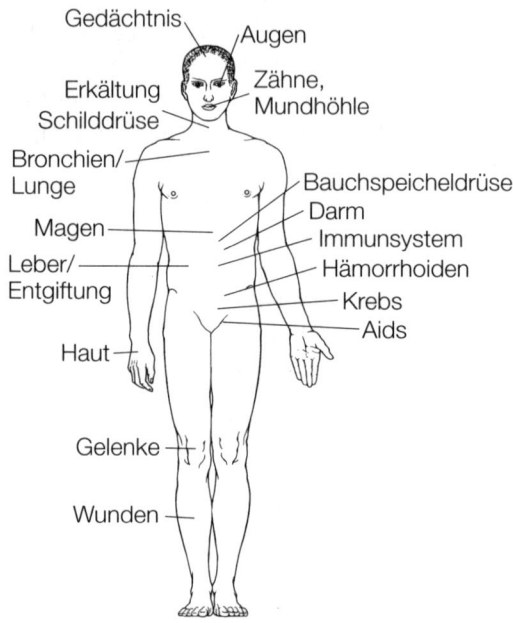

Algen und Algenprodukte bei häufigen Erkrankungen

Akne

Innerliche Anwendung: *Spirulina* 3 x 3 bis 4 Tabletten (à 500 mg) als Begleittherapie über sechs Wochen einnehmen. Bei starkem Übergewicht und Schwierigkeiten bei der Einhaltung einer strengen Entgiftungsdiät ist *Chlorella* (3 x 5 Tabletten) gegenüber Spirulina vorzuziehen.

Wenn nach sechs Wochen noch kein durchschlagender Erfolg eingetreten ist, sollte man die Therapie fortführen und mit einem speziellen Braunalgenextrakt (z. B. *Algen Drink Purete de la pea* = Cytofiltrat aus Laminaria von »Thalasso plus« oder *Neomed* Kps 3 x 1) ergänzen.

Äußere Anwendung: regelmäßiges Peeling einmal pro Woche mit einem Meeressediment-Kleie-Gemisch (z.B. von AOK), anschließend Meereswasserlotion *(Biomaris Lotion)* und Thalasso Plus Ausgleichsemulsion (Tagespflege ohne Fett mit Algenwirkstoffen, die den Hautstoffwechsel regulieren).

Tip: Konsequente Ernährungsumstellung (kein Fleisch, keine Süßigkeiten, kein Fett), zusätzlich Kopflymphdrainage, einmal pro Woche Solarium, begleitende homöopathische Therapie mit *Euphorbium Heel*.

Zusätzlich könnten *Lymphomysot-* und *Schweefheel*-Tabletten verabreicht werden.

Fallbeispiel:
Ein 16jähriger junger Mann litt entsetzlich unter seiner Gesichtsakne. Er ging nur noch ungern zur Schule und traute sich schließlich auch abends nicht mehr in die Diskothek; er war auf dem besten Wege in eine Depression. Eine Algenkur mit *Chlorella* (3 x 2 g über 14 Tage) sollte den Körper entgiften. Dazu erfolgte eine tägliche Hautreinigung mit Meersand-Kleie-Peeling und einer Algenemulsion (Thalasso plus). Eine Entgiftungsdiät mit ausschließlich Frischkost, viel Wasser und Tee (Brennesseltee), viel frische Luft und Waschungen ohne Seife taten ihr übriges. Nach 14 Tagen war der junge Mann kaum wiederzuerkennen. Mit gestärktem Selbstbewußtsein ging er wieder in die Schule und hatte Spaß am Leben.

Allergien

Komplexe aus Pollen und Schadstoffen (wie in unseren Breiten weit verbreitet) können durch Algenpräparate gebunden und vermehrt ausgeschieden werden. Mit einer leichten Linderung ist zu rechnen bei einer Einnahme von *Spirulina* (3 x 4 Tabletten) oder *AFA-Algenkapseln* (3 x 2 pro Tag) über einen Zeitraum von sechs bis acht Wochen. Dazu sollten Meerwasserspülungen der Nase vorgenommen werden (z.B. mit *Rhinomer Nasenspray-Meerwasser*, abgefüllt in der Bretagne).

Sollte es sich um eine nachgewiesene Allergie gegen Schwermetalle oder andere chemische Verbindungen handeln, so ist ein Therapieversuch mit *Chlorella* (3 x 5) empfehlenswert.

Tip: Darmsanierung mit *Symbioflor* und eine Eigenblutbehandlung versprechen zusätzlichen Heilerfolg. An homöopathischen Mitteln sollten *Desarell*-Tropfen oder Heuschnupfentropfen *DHU* und gegebenfalls *Pollinose-S-Kapseln* eingenommen werden.

Fallbeispiel:
Eine 22jährige junge Frau litt jedes Jahr im Frühling unter starkem Heuschnupfen. Sie hatte tränende Augen, die Nase lief, und manchmal kämpfte sie sogar mit starker Luftnot; die Beschwerden schienen von Jahr zu Jahr schlimmer zu werden.

Eine Ernährungsumstellung sowie *Spirulina* als Nahrungsergänzungsmittel (3 x 4 Tabletten pro Tag) reduzierten in Kombination mit einer Eigenblutbehandlung (15 Sitzungen + *Desarell-Injektionen*) die Beschwerden um etwa 60 Prozent. Ein Jahr später wurde die Behandlung nochmals durchgeführt. Abermals verbesserte sich der Zustand erheblich; die Patientin kann jetzt beinahe beschwerdefrei den Frühling erleben.

Aids

Zusätzlich zur schulmedizinischen Therapie *Spirulina* (3 x 8 Tabletten) zusammen mit Algenkomplexkapseln (3 x 1) (besonders starke antivirale Wirkung hat die enthaltene Chondrus-Alge).

Tip: Begleitende Einnahme von Johanniskraut (3 x 400 mg). Grundsätzlicher Therapieversuch mit einer Ozon-Sauerstofftherapie: Neue Untersuchungen weisen auf eine hohe antivirale Effektivität dieser Therapie bei HIV-Infektionen hin.

Anämie

Durch den hohen Eisen- und Chlorophyllgehalt von *Spirulina* besonders zu empfehlen (3 x 5 Tabletten).
Tip: Zusätzlich homöopathische Mittel einnehmen (z. B. *K 1000* oder *Kräuterblutdragees*).

Alzheimer

(Konzentrationsbeschwerden, Vergeßlichkeit, Hirndurchblutungsstörungen)
Eine Dosis von 3 x 4 *AFA-Algenkapseln* soll zu einer Verbesserung der Denk- und Merkfähigkeit führen. Allerdings liegen bis jetzt nur einzelne Erfahrungsberichte vor, die natürlich mit Vorbehalt zu betrachten sind.
Sinnvoll ist die zusätzliche hochdosierte Einnahme von Gingko- und Knoblauchkapseln.
Tip: Aktivieren Sie Ihr Gedächtnis (Brainjogging) etwa durch Kreuzworträtsel, Literatur, Interesse an den Weltgeschehnissen etc.
Dazu sollte regelmäßig Sport zur Durchblutungsförderung und Kreislaufstärkung getrieben werden.

Fallbeispiel:
Ein 62jähriger Rechtsanwalt litt seit zwei Jahren unter einer schnell fortschreitenden Alzheimer-Erkrankung.
Er konnte sich an Ereignisse, die nur Stunden zurücklagen, nicht mehr erinnern und verstand die Welt nicht mehr. Seine Frau berichtete, es sei erschreckend zu beobachten, wie es von Monat zu Monat schlechter um ihn stünde. Er bekam *AFA-Algen* (3 x 3 pro Tag) verordnet. Nach drei Monaten war der Prozeß gestoppt. Der Zustand blieb bis heute stabil.

Amalgamvergiftung

Bei nachgewiesenem erhöhtem Quecksilber im Blut empfiehlt sich *Chlorella* zur Entgiftung (sechs Wochen 3 x 5 Tabletten; s. auch Umweltgifte).

Antriebsschwäche

AFA-Algen 3 x 3 Kapseln pro Tag über sechs Wochen zeigen stärkende Effekte.
Tip: Nur in einem gesunden Körper (Sport!) wohnt auch ein gesunder Geist.

Arteriosklerose

Spirulina regelmäßig zur Vorbeugung einnehmen und zwar in einer Menge von 3 bis 4 x 4 Tabletten pro Tag. Vorbeugend ist zusätzlich mehrmals pro Jahr eine sechswöchige Nahrungsergänzung von 2 x 2 g Chlorella sowie Gingsengwurzeln und Knoblauchpräparaten zu empfehlen. Zusätzlich zweimal pro Jahr eine VitaminB/Folsäure-Injektionsserie (z.b. *Medivitan*) von sechs Injektionen.
Tip: Gewichtsabnahme und fleisch-/fettlose Kost; zusätzlich Joggen oder Radfahren.

Übersäuerung

3 x 6 Tabletten *Chlorella* (s. a. Magenschleimhautentzündung) für etwa zwei Wochen. *Spirulina* alternativ über zwei Wochen 4 x 6 Tabletten, davon eine gut kauen (wegen des Mundgeruchs bei Übersäuerung).
Tip: Ernährungsumstellung auf basenreiche Kost (gedünstetes Gemüse, keine Zitrusfrüchte, kein Fett, kein Fleisch, keine Süßigkeiten, viel Pfefferminztee – mindestens drei Liter pro Tag).

Bluthochdruck

Die blutdrucksenkende Wirkung von Algenpräparaten insbesondere *Spirulina*, ist inzwischen wissenschaftlich zweifelsfrei belegt. Mit 3 x 1 Algenkomplexkapseln oder *Spirulina* 3 x 4 Tabletten pro Tag kann sich ein leicht erhöhter Blutdruck um bis zu fünf Prozent senken lassen, was für ein rein pflanzliches Produkt sehr viel ist. In Verbindung mit Gewichtsabnahme, Entspannungsübungen und

Sport kann der Blutdruck sogar um bis zu zehn Prozent gesenkt werden, ohne daß zu chemischen Mitteln gegriffen werden muß. Bei Blutdruckwerten über 165/95 sollte die Algentherapie zusätzlich zu unbedingt notwendigen chemischen Präparaten eingesetzt werden. Chlorella soll ähnliche Wirkungen haben, jedoch stehen wissenschaftliche Studien noch aus. Auch bei AFA-Algen werden derartige Effekte vermutet.

Tip: Täglich Fahrrad fahren oder Joggen, Ernährungsumstellung, autogenes Training oder Meditation, zusätzlich Weißdorntee.

Fallbeispiel:
Ein 72jähriger Rentner wurde seit sechs Jahren mit starken blutdrucksenkenden Mitteln behandelt. Zwar lagen die Blutdruckwerte weitestgehend im Normbereich, jedoch klagte er über Kopfschmerzen und Schwindel und litt in zunehmenden Maße unter Potenzproblemen.

Eine einschleichende Therapie mit *Spirulina* – zunächst 3 x 2 Tabletten, später auf 3 x 4 Tabletten steigernd –, begleitet von einer Ernährungsumstellung und einem Sport- und Meditationsprogramm wirkten so gut, daß der Patient die Medikamentendosis um die Hälfte reduzieren konnte. Acht Wochen nach der Ernährungsumstellung war er bereits in einem guten konditionellen Zustand, er hatte sechs Kilo abgenommen und fühlte sich so fit wie noch nie. Daraufhin wagten wir es, die Blutdrucktabletten versuchsweise ganz abzusetzen. Das Resultat war eindeutig: Der Blutdruck blieb auch ohne Medikament deutlich unterhalb der Obergrenzen.

Bronchitis und Infekte der Luftwege

Durch seine schleimhautberuhigende, schleimlösende und auch antibakterielle Wirkung hat sich Isländisch Moos auch in der Schulmedizin bei Reizungen der Atemwege besonders bewährt. Isländisch Moos besitzt eine enge Verwandtschaft zum Irländisch Moos, welches zu der Gruppe der Rotalgen zählt. Beide eignen sich durch ihren hohen Schleimgehalt (Carragan) hervorragend bei Bronchialkatarrh, Reizhusten, Heiserkeit und sogar Asthma. Irländisch Moos ist in den *Algen Vital D Kapseln* enthalten und hat starke antivirale und reizlindernde Eigenschaften. Bei Austrocknung der Stimmbänder durch zu trockene Raumluft oder starker Beanspruchung der Stimmbänder (Sänger, Redner ...) kann Irländisch oder Isländisch Moos verabreicht werden. Besonders einfach ist die Einnahme von *Isla Moos Pastillen* (Engelhard), eine Pastille enthält 80 mg wäßrigen Auszug aus Isländisch Moos Extrakt. Mehrmals täglich sollten eine bis zwei Pastillen eingenommen werden, die man langsam im Mund zergehen lassen sollte. Dieses Präparat ist zur Zeit sogar auf Krankenkassenrezept erhältlich. Zusätzlich sollte wegen seiner antibakteriellen und immunsteigernden Wirkung auch eine *Spirulina*-Stoßtherapie für drei bis fünf Tage mit bis zu 3 x 8 Tabletten durchgeführt werden. Dazu sind die üblichen naturheilkundlichen Maßnahmen wie Diät, Inhalation, Bettruhe, Einreibungen, Umschläge, Vitamin C, heißer Holundersaft sowie Meerwasseraerosole-Inhalationen, insbesondere auch bei begleitendem Schnupfen, sehr zu empfehlen.

Tip: Warm angezogen und gut zugedeckt bei offenem Fenster schlafen und Spaziergänge an der frischen Luft durchführen. Dabei stets tief durchatmen und zusätzlich Efeu- oder Thymianextrakt einnehmen.

Fallbeispiel:
Eine 49jährige Musiklehrerin klagte zwei Tage vor einem wichtigen Konzert mit ihrer Schulklasse über Heiserkeit und heftigen Husten. Ihre Stimme war rauh und drohte zu versagen. Da sie eine grundsätzliche Abneigung gegen Antibiotika und starke chemische Substanzen hatte, wollte sie nur Naturheilmittel einnehmen. Sie bekam eine *Spirulina*-Stoßtherapie mit 3 x 8 Tabletten pro Tag und sollte alle zwei Stunden eine Lutschtablette Isländisch Moos zu sich nehmen. Dazu wurden leichte Kost, viel Vitamin C, mehrfache Inhalationen mit Eukalyptusölextrakten und strenge Bettruhe verordnet. Nach dieser natürlichen Therapie konnte sie problemlos im Chor mitsingen.

Cholesterin, erhöhtes

Erhöhte Cholesterinwerte lassen sich um bis zu 20 Prozent durch Algenpräparate senken. Regelmäßige Algennahrung oder Algenkomplexkapseln (3 x 1 Tabletten; *Algen Vital D Komplex*) senken bei Einhalten einer fettarmen Diät signifikant den Cholesterinspiegel. Nori z. B. enthält einen stark lipidsenkenden Inhaltsstoff, die die fettähnlichen Substanzen reduzieren.

Auch *Spirulina* (3 x 6 Tabletten) und *Chlorella* (3 x 4 Tabletten) können den Cholesterinspiegel nachweislich senken.

Tip: In diesem Zusammenhang empfiehlt sich eine Ernährungsumstellung, stets ausreichende Flüssigkeitszufuhr und viel Sport.

Depressionen

Einnahme von *AFA-Algenkapseln* (3 x 4 Stück pro Tag).

Tip: Positiv wirken sich regelmäßig Fahrrad fahren oder Schwimmen gehen aus, sowie Kneippsche Anwendungen und Entspannungsübungen zum Aufbau eines neuen Selbstwertgefühls und zur Entwicklung eines neuen Lebensplans. Lassen Sie sich immer wieder mal in einem Thalasso-Therapiezentrum verwöhnen.

Darmpilze

Ein gewisser Teil der gesunden Darmflora besteht aus Hefe- und Schimmelpilzen. Durch falsche Ernährung, insbesondere zu hohen Konsum an Zucker, Fetten und Nahrungszusatzstoffen, kann sich die Zahl der Pilze so weit erhöhen, daß erste körperliche Symptome auftreten: Blähungen, Verstopfung, allgemeines Unwohlsein und körperliche Schwäche.

Wenn durch eine Stuhluntersuchung ein vermehrter Pilzbefall festgestellt wurde, sollte die Behandlung neben einer sechswöchigen zuckerfreien Diät durch die Einnahme von Algenprodukten ergänzt werden (vier Wochen lang täglich 3 x 6 Tabletten *Chlorella*). Für weitere vier Wochen wird die Einnahme von 2 x 5 Tabletten empfohlen. Verschiedene Chondrus-Algen haben antimykotische Wirkung. Besonders bei *Candida-albicans*-Befall wirken diese

Inhaltsstoffe hilfreich. Enthalten sind sie in den *Algen Vital D Kapseln* (3 x 1 Kapsel). Diese können zusätzlich eingenommen werden, falls es sich um Schimmelpilze handelt. Bei Hefepilzen sollten den *Algen Vital D Kapseln* der Vorzug vor *Spirulina* gegeben werden.

Tip: Führen Sie eine begleitende Darmsanierung mit *Hylak* durch. In schweren Fällen haben sich homöopathische Nosodenpräparate wie z. B. *Candida D 30* bewährt.

Diabetes mellitus

Erhebliche Verbesserungen des Blutzuckerspiegels werden bei allen Algen beobachtet. *Spirulina* (in Dosen zwischen 7 bis 9 g pro Tag) bewirkt eine Senkung des Zuckerspiegels um mindestens 15 Prozent. *Chlorella* sorgt durch seine abführungsanregenden und zuckerbindenden Zellwände ebenfalls für eine Blutzuckersenkung, eingenommen werden sollten 3 x 3 g unter genauer Kontrolle. Zur regelmäßigen Einnahme nach einer Stoßtherapie von sechs Wochen mit 3 x 6 Tabletten empfiehlt sich *Spirulina* zur Weitereinnahme in niedriger Dosis (3 x 2 Tabletten), nicht zuletzt auch wegen des hohen Zinkgehalts, da der Zinkspiegel bei Diabetikern oft sehr niedrig ist. Ebenso Braunalgenkomplexe mit ihrem hohen Chromgehalt können helfen. Ebenso die hier nicht weiter beschriebenen Cystoseira-Algen haben blutzuckersenkende Wirkungen. Sie sind ebenfalls in den Algenkomplexkapseln (3 x 1) enthalten.

Durchfall

Durch ihre schleimhautberuhigende und giftstoffbindende Wirkung sind Algen hervorragend bei Durchfallerkrankungen geeignet. Empfehlung: 3 x 6 Tabletten *Spirulina* oder *Chlorella* pro Tag bis zwei Tage nach dem Durchfall. Gleichermaßen können auch Braunalgen oder Algenkomplexe eingenommen werden.

Tip: Viel trinken, zur Darmsanierung Bakterienlysate, pulverisierte, abgetötete Bakterien, z. B. *Perenterol forte* (Lysat von *Saccharomyces boulardii*), oder Eichenrindenextrakte einnehmen. Beide haben darmreinigende und heilungsfördernde Wirkung.

Furunkel

Innerliche Anwendung: *Spirulina* 3 x 4 Tabletten.
Äußerliche Anwendung: Algenkompressen, Algenlotion
Basistherapie wie bei Akne
Tip: Bei immer wieder auftretenden Furunkeln sollte die Ernährung umgestellt werden.

Grippe, virale Infekte

Die gegen Viren gerichteten Effekte insbesondere von *Spirulina* (3 x 5 Tabletten) und Braunalgen (*Neomed* 2 x 1) sind wissenschaftlich belegt. Besonders stark ist dabei der vorbeugende Effekt.

Tip: Führen Sie heiße Dampfinhalationen über dem Kochtopf, mit einigen Tropfen Minzöl oder Kamillensud durch.

Gicht

Zur Entgiftung sollten täglich 3 x 1 Tablette *Algen Vital Kapseln D* über zwei Monate eingenommen werden, bei Übergewicht und hohem Cholesterinspiegel *Chlorella* 3 x 6 Tabletten.

Tip: Legen Sie sich zwischendurch kalte Arnica- oder Johanniskrautumschläge auf. Dazu sollten Sie Papaja-Guaventee trinken oder als Konzentrat (erhältlich bei Vita-Vision) einnehmen.

Fallbeispiel:
Ein 53jähriger übergewichtiger Patient mit vielfachen rheumatischen Beschwerden hatte einen hohen Harnsäurespiegel im Blut (bis 10 mg %). Alle zwei Monate kam es zu leichten Gichtanfällen in Form eines geschwollenen Großzehengrundgelenks. Diese wurden akutmedizinisch behandelt, jedoch ließ sich der Harnsäurespiegel trotz intensiver medikamentöser Therapie nicht unter 8 mg % drücken. Allerdings war der Patient bezüglich seiner Diät, die ihm mehrfach angeraten wurde, nicht sehr konsequent. Er fing eine hochdosierte Therapie mit *Spirulina* (3 x 5 Tabletten) sowie Algenkomplexkapseln (3 x 1) an. Eine Ernährungsumstellung auf frische Naturkost wurde empfohlen, vom Patienten aber nicht kon-

sequent eingehalten. Unter Beibehaltung der bisherigen schulmedizinischen Therapie nahm der Patient innerhalb von acht Wochen neun Kilo ab. Nach zehn Wochen hatten die Harnsäurewerte den Normalbereich erreicht (unter 7 mg %). Auch die Cholesterinwerte waren um 20 Prozent zurückgegangen. Der Patient hatte seitdem keinen Gichtanfall mehr, und die rheumatischen Beschwerden haben sich deutlich reduziert.

Hautprobleme

Bindegewebsschwäche/ Zellulitis
   Hier hat sich das Konzept von Thalasso plus bewährt:
   Über zwei Monate lang dreimal täglich eine *Algen Vital D Kapsel* (enthält u.a. Nori und *Ulva lactuca*) einnehmen und dazu eine Trinkampulle Algen Drink Tonus (Cytofiltrat aus Laminaria-Alge und einem Guaranasamenextrakt, stimuliert und stärkt das Zellgewebe), dazu eventuell. täglich eine Flasche Cytofiltrat aus Fucus-Algen trinken. Bewährt haben sich in diesem Zusammenhang Algenbreieinreibungen und Packungen, z.B. mit Pulver aus zehn Algen (Thalasso plus professional Packung), danach eine Bürstenmassage und Einreibung mit Algen Vital Gel. Algenbäder lindern zusätzlich die Probleme. Alternativ kann auch eine *Spirulina*-Kur mit 3 x 5 Tabletten durchgeführt werden.

Geschwüre, schlecht heilende Wunden

Alginatwundkompressen führen zu einer beschleunigten Wundheilung. Besonders wirksam bei Unterschenkelgeschwüren, Hautgeschwüren durch Wundliegen und diabetischem Fuß ist das Präparat *Urgosorb*.
   Zusätzlich können *Neomed-Tabletten* (3 x 1) eingenommen werden.

Hämorrhoiden

Durch die stuhlerweichenden Wirkungen der Alginate kommt es zu einer Minderung der Druckes im Darm in Verbindung mit einer Passagebeschleunigung. Die entzündungshemmende Wirkung führt zu einer Linderung möglichen Juckreizes. Braunalgen eignen sich in diesem Zusammenhang in besonderem Maße (3 x 1 Tablette) in Verbindung mit einer Ernährungsumstellung und körperlicher Bewegung.

Tip: Auf regelmäßigen weichen Stuhlgang achten. Wenn die Ernährung noch nicht vollständig umgestellt ist, wird eine zusätzliche Einnahme von »indischen Flohsamenschalen« (*Flosa Beutel*) empfohlen.

Haarausfall

Innere Anwendung: Laminaria-Algen-Extrakt (z. B. *Algen Cytofibre Drink* von Thalasso plus, 1 Flasche pro Tag für 15 Tage) oder *Algengel* (*talgo*) und dazu *Algenkomplexkapseln* oder Braunalgen (3 x 1 Tablette.) Auch *Spirulina* eignet sich bei Haarausfall (3 x 3 Tabletten).

Äußerliche Anwendung: Kalter Sud aus verschiedenen gepreßten Algen oder Vital Haarwasser R (bis zu 30 frisch gepreßte Algen mit Kräutern als Regulatoren).

Tip: Zusätzlich *Pantovigar* (ein Vitaminpräparat zur Stimulierung des Haarwachstums) einnehmen, unter Umständen eine Eigenblutbehandlung, Eigenblut mit *Cutis comp* (*Heel*) durchführen, Spülungen mit Aloe oder Lavendelblüten sind ebenfalls sinnvoll.

Fallbeispiel:
Eine 39jährige Frau litt seit drei Monaten unter zunehmendem Haarausfall. Noch nie zuvor hatte sie so viele Haare verloren. Eine Haarmineralanalyse, die durch eine Blutanalyse bestätigt wurde, ergab verschiedene Mineralstoffdefizite. Auch ihre Fingernägel waren weich und brüchig. Sie aß unregelmäßig und häufig in Kantinen. Eine vollständige Ernährungsumstellung auf vollwertige Frischkost (mittags nur Salat anstelle des gängigen Fleischmenüs) sowie grundsätzlich nur noch Vollkornbrot und Gemüse-Kartoffel-Gerichte abends leitete die anschließende Algenkur ein. Die Frau bekam 3 x 5 Tabletten *Spirulina*, dazu tägliche Einreibungen der Kopfhaut mit Algenextrakten sowie Kopflymphdrainage. Nach einem Monat fielen keine Haare mehr aus, und nach drei Monaten

zeigten sich erste Ansätze für neuen Haarwuchs. Heute, sechs Monate später, ist die Frau glücklich und hat wieder volles Haar.

Herpes

Spirulina 3 x 4 Tabletten, Algenumschläge, Biomais Lotion, Algenkomplexkapseln.
Tip: dreimal täglich Melissecreme dünn auf die befallenen Stellen auftragen.

Fallbeispiel:
Ein 23jähriger junger Mann litt seit einem Jahr unter beinahe monatlich auftretenden Herpesbläschen an den Lippen. Dies belastete ihn sehr. Die Einnahme von *Spirulina* (3 x 4 Tabletten) sowie die verstärkte Ausübung von Sport und regelmäßige Saunagänge brachten Heilung: Nach sechs Monaten berichtete der Patient, kein einziges Herpesbläschen mehr gehabt zu haben.

Immunschwäche

Grundsätzlich sollten viel frisches Obst und Gemüse gegessen werden; dazu Sport treiben und oft in die Sauna gehen.
An Algen eignet sich in erster Linie *Spirulina* 3 x 5 Kapseln. *AFA-Algen* 3 x 3 Kapseln, *Neomed* 2 x 1 oder *Algenkomplexkapseln* 3 x 1 haben jedoch einen ähnlichen Effekt.
Tip: Regelmäßige Kneipp-Anwendungen (z. B. kalt duschen, Sauna, u. a.) sind empfehlenswert.

Infektionen, Fieber (s. Bronchitis und grippaler Infekt)

Konzentrationsstörungen, Gedächtnisschwäche

Dies ist das Einsatzgebiet für *AFA-Algen*. Hier hat sich eine regelmäßige Einnahme von 3 x 2 bis 3 Kapseln bewährt. *Spirulina* kann ebenfalls genommen werden (3 x 2 Tabletten).
Eine österreichische Studie an der Bregenzer Hauptschule mit *AFA-Algen* ergab eine subjektiv von Lehrern und Eltern beschrie-

bene Verbesserung der Konzentrationsfähigkeit der Schüler. Leider mußte der Versuch aus Kostengründen nach acht Wochen abgebrochen werden. Eine weitere Untersuchung an einer Gruppe von geistig behinderten Kindern in der Vorarlbergregion ergab eine Verbesserung des abstrakten Denkvermögens. (s. auch Alzheimer)

Krebs (siehe »Algen in der Krebstherapie, S. 134)

Umfangreiche Studien mit *Spirulina* haben große Erfolge gebracht. Daher steht die Behandlung mit *Spirulina* im Vordergrund (3 x 7 Tabletten).

Kropf (Struma)

Braunalgenextrakt (*Neomed*) 2 bis 3 x eine Tablette oder *Algenkomplexkapseln* (4 x 1), je nach Blut- und Ultraschallkontrollen der Schilddrüse einnehmen, gegebenenfalls langsam leicht erhöhen. Algen und Algenkomplexe können Jodtabletten hervorragend ersetzen.

Tip: 1 x pro Woche eine gegarte Algensalatbeilage.

Fallbeispiel:
Eine 45jährige Patientin litt seit drei Jahren an einem kleinen Kropf. Sie bekam *L-Thyroxin* (75 Tabletten). Unter dieser Therapie bildete sich der Kropf zwar nicht zurück, jedoch waren die Bluthormonwerte in Ordnung, und sie hatte keinerlei Beschwerden. Trotzdem bat sie um eine alternative Behandlung.

Nach Aufklärung über die Risiken bei Absetzung der Hormontabletten, nämlich einer wahrscheinlichen Vergrößerung des Strumas, wurden die Tabletten abgesetzt und ersetzt durch 3 x 1 Kapseln *Algen Vital D*. Zweimal pro Woche sollte sie zudem Nori-Algen als Gemüsebeilage essen. In vierwöchigen Abständen wurde die Schilddrüse sonographisch untersucht. Nach vier Monaten hatte sich der Kropf auf die Hälfte der Ursprungsgröße verkleinert; die Hormonwerte im Blut blieben stabil. Bis heute brauchte die Patientin keine weiteren Hormontabletten, jedoch muß sie weiterhin regelmäßig zwei *Algenkomplexkapseln* einnehmen.

Leberverfettung, Lebererkrankungen

3 x 2 g *Chlorella*, Leberschonkost (s. Cholesterin)

Bei Lebererkrankungen, die durch Alkohol hervorgerufen wurden, kommt es oft zu hohen Zinkverlusten. Daher bietet sich in besonderem Maße *Spirulina* wegen seines hohen Zinkgehaltes an (3 x 5 Tabletten).

Tip: Marienfrüchteextrakt (z. B. *Legalon*) zusätzlich einnehmen.

Lernstörungen, Unruhe

Viele Studien besagen, daß *AFA-Algen* nach mehreren Wochen regelmäßiger Einnahme zu einer besseren Konzentrationsfähigkeit verhelfen. Einen Versuch ist es sicher wert (3 x 2 Tabletten pro Tag).

Tip: Zusätzlich als homöopathisches Komplexmittel *Nervoheel* der Firma Heel oder australische Busch-Blütenessenzen (z.B. Mango) einnehmen.

Magenschleimhautreizungen und »Darmgrippe«

Zur Beruhigung von Magen und Darm eignen sich Algenpräparate hervorragend. Besonders die an Alginaten reichen Braunalgen (*Neomed* 3 x 1 pro Tag) oder die *Algenkomplexkapseln* haben einen schleimhautschützenden und reizmildernden Effekt.

Alternativ kann *Chlorella* 3 x 3 g bis einige Tage nach Abklingen der Beschwerden eingenommen werden. Da diese Therapie sehr effizient ist, sollte sie immer begleitend durchgeführt werden. Bei leichten Magenbeschwerden kann eine Therapie mit Algenpräparaten in Kombination mit Heilerde (z. B. von *Luvos*) ausreichend sein.

Tip: In den ersten drei Tagen sollte in jedem Falle eine strenge Entgiftungsdiät mit Pfefferminz- oder Kamillentee und Haferschleim durchgeführt werden.

Migräne

Spirulina 3 x 2 Tabletten sollten täglich begleitend zu einer vollwertigen Frischkosternährung eingenommen werden. Bei einem akuten Anfall können bis 3 x 5 Tabletten *Spirulina* oder *AFA* eingenommen werden, jedoch ist dies nur sinnvoll, wenn der Patient sich anschließend mindestens 30 Minuten Ruhe und Entspannung gönnt.

Tip: Hilfreich ist ein Schmerztagebuch, in dem Zeitpunkt und mögliche auslösende Ereignisse festgehalten werden. Kopflymphdrainage, regelmäßige Entspannungsübungen und eine Ernährungsumstellung können zusätzliche Entlastung bringen. Thalasso-Bäder sind jederzeit anzuraten.

Fallbeispiel:
Eine 54jährige Frau leidet seit fünf Jahren an Migräneanfällen, die etwa zweimal pro Woche auftreten. Seit Jahren nimmt sie Schmerztabletten, die ihr jedoch nicht mehr in ausreichendem Maße helfen. Die Familie, insbesondere der Ehemann, leidet sehr unter ihren Schmerzattacken.

Eine konsequente Ernährungsumstellung auf naturbelassene Frischkost sowie eine regelmäßige Einnahme von Spirulina-Algen unter gleichzeitiger Bewegungs- und Entspannungstherapie führte nach sechs Wochen zu einer deutlichen Verminderung der Schmerzattacken. Nach fünf Monaten kam die Patientin »runderneuert« und in bester Laune zu mir und berichtete, daß sie seit vier Wochen keinen Migräneanfall mehr gehabt hatte.

Mundgeruch

Wegen ihrer säure- und geruchsbindenden Eigenschaften sollten jeweils morgens nach dem Aufstehen und abends vor dem Schlafengehen 2 g *Chlorella* (2 x 5 Tabletten) geschluckt werden. Eine Tablette *Spirulina* kann in Notfällen auch im Mund zerkaut werden. Meersalzzahnpasta und eine ausreichende Wasserzufuhr morgens und abends (mindestens einen halben Liter Wasser zusätzlich trinken) können ebenfalls Wunder wirken.

Tip: Putzen Sie sich Ihre Zähne mit Parodontaxkräuterzahnpasta, spülen Sie danach den Mund und schlucken Sie den gesamten Mundinhalt herunter.

Fallbeispiel:
Ein 35jähriger Pharma-Vertreter klagte über üblen Mundgeruch, der inzwischen so stark war, daß seine Kunden zunehmend auf Distanz zu ihm gingen. Wichtige Verkaufsgespräche wurden vorzeitig abgebrochen, und seine Umsätze gingen spürbar zurück.

Nach einer Ernährungsumstellung auf Vollwertkost ohne Fett, Fleisch und Zucker und einer regelmäßigen Einnahme von 2 x 5 Tabletten *Chlorella* besserte sich sein Mundgeruch zunehmend.

Wenn er noch einen unangenehmen Geschmack im Mund verspürt, lutscht er eine Tablette *Spirulina*.

Muskelkrämpfe

3 x 2 Tabletten *Spirulina* für zwei bis drei Wochen, falls nicht ausreichend, auf 3 x 5 Tabletten erhöhen. Alternativ, oder falls dies nicht reicht, können auch Braunalgenextrakt *Neomed* 2 x 1 oder Komplexkapseln *Algen Vital* D 2 x 1 Kapsel eingenommen werden.

Tip: Auf ausreichende Mineralwasserzufuhr achten, regelmäßig Beingymnastik machen.

Neurodermitis

Zuerst sollten 3 x 5 Tabletten *Spirulina* eingenommen werden; außerdem empfiehlt es sich, ein- bis zweimal pro Woche Salate mit Eßalgen zu verspeisen. Die betroffenen Hautstellen sollten zunächst mit *Biomaris Lotion* behandelt werden (3 x pro Tag). Daneben sollte unbedingt mit Mitteln zur Darmsanierung, wie z. B. *Omniflora*, *Hylak* oder *Symbioflor*, der Darm gereinigt werden.

Äußerliche Anwendung: Die befallenen Hautpartien mit Algengel (*talgo*) oder Algenlotion (*Biomaris*) einreiben.

Tip: Auf Milchprodukte versuchsweise verzichten! Beobachten, auf welche Nahrungsmittel die Haut reagiert, und lassen Sie gegebenenfalls diese weg.

Fallbeispiel:
Ein sechsjähriger Junge litt seit seinem zweiten Lebensjahr (möglicherweise ausgelöst durch Antibiotika) an Neurodermitis, die sich jedes Jahr weiter verschlimmerte. Die Eltern waren verzweifelt, alle von Hautärzten zusammengemischten Salben brachten entweder nur ganz kurzen oder gar keinen Erfolg. Nach Einnahme von Spirulina (3 x 5 Tabletten täglich) sowie einer ausgewogenen Basisdiät ohne Milchprodukte, Zucker, Fett und Fleisch bei gleichzeitiger Beikost von Eßalgen dreimal pro Woche kam es bereits nach zehn Tagen zu einer sichtbaren Verbesserung der Haut. Diese wurde mit *Biomaris Lotion* dreimal täglich behandelt.

Nach drei Wochen waren die Hautstellen weitestgehend abgeheilt. Die Algenkur wurde dennoch zwei Monate in dieser hohen Dosis weitergeführt. Danach wurde auf 2 x 2 Tabletten *Spirulina* reduziert. Dem Jungen geht es bis heute gut, erneute Schübe traten nicht auf.

Rheumatische Erkrankungen und Arthrose

Zusätzlich zu den ärztlich verordneten Mitteln hat sich eine Begleittherapie mit Eßalgenpräparaten, insbesondere *Algen Komplex Kapseln*, aber auch *Neomed* Kapseln (2 x 1) in Kombination mit Teufelskrallenwurzelextrakt, hochkonzentrierten Brennesselblättern sowie Weidenrindenextrakten (alle in Tablettenform erhältlich) sehr bewährt.

Bei starken Beschwerden durch lange bestehendes Rheuma empfiehlt sich eine hochdosierte Kur mit *Spirulina* 3 x 6 Tabletten. Zusätzlich sollte man sich zweimal pro Woche ein Auslaugebad mit Algen Vital Meereskomplexbad gönnen. Dies ist eine hochwertige Badetherapie aus reinem Meersalz mit dem Zellsaft aus 30 Meeresalgen und Wacholderbeeröl sowie Algenumschläge.

Tip: Sehr bewährt haben sich Weihrauchkapseln (*Olebanum* 400 mg, 3 x 1) als Begleittherapie.

Fallbeispiel:
Eine 65jährige Patientin leidet seit über zehn Jahren unter morgendlicher Steifheit der Fingergelenke, die zugleich geschwollen

sind. Ferner klagt sie über Schmerzen im rechten Knie. Neben der Empfehlung zu einer Ernährungsumstellung auf frische Vollwertkost bekam die Patientin zunächst eine Entgiftungskur mit *Chorella* 3 x 5 Tabletten über zwei Wochen. Danach wurde *Chorella* auf 3 x 2 Tabletten reduziert und zusätzlich ein *Komplexalgenpräparat* 3 x 1 Kapseln verordnet. Zudem bekam die Patientin Weidenrindenextrakt *(Rheumakaps)*, dazu Tee aus Teufelskrallenwurzelextrakt. Einreibungen erfolgten mit Fichtelnadelöl, zweimal pro Woche wurde eine Algenpackung an Knie und Händen aufgelegt. Nach einer dreiwöchigen Kur hatten sich die morgendlichen Beschwerden vollständig gelegt, und nur gelegentlich traten noch leichte Schmerzen in den Fingergelenken auf. Die Knieschmerzen bestanden nur noch bei längerer Belastung. Sechs Wochen später war die Patientin weitestgehend beschwerdefrei.

Sehstörungen

Spirulina 3 x 4 Tabletten pro Tag über mindestens sechs Wochen, auch *Chorella* 2 x 3 g soll wegen des hohen Xanthophyllgehalts den vorzeitigen Alterungsprozeß der Macula verlangsamen helfen.

Alternativ können Braunalgenkapseln 3 x 1 in Kombination mit *AFA-Algen* (3 x 2) für vier Monate eingenommen werden.

Strahlenvergiftung (radioaktive)

Hochdosierte Kur mit *Chorella* Algen 3 x 6 Stück pro Tag über sechs Wochen oder *Algenkomplexkapseln* 3 x 1 oder *Neomed* Kapseln 2 x 1.

Tip: Bei einer nahenden radioaktiven Wolke (s. Tschernobyl) sollte die Dosis verdoppelt werden (mind. 500 µg Jod pro Tag).

Streß

Gegen Streß eignen sich sehr gut die *AFA-Algen* (3 x 3 Tabletten pro Tag); dazu sollte man sich grundsätzlich 30 Minuten Zeit zur Entspannung (am besten Meditation) gönnen. Alternativ kann auch *Spirulina* 3 x 4 Tabletten genommen werden.

Tip: Mehrmals pro Tag innehalten, die Augen schließen und zwei bis drei Minuten tief durchatmen und dabei an etwas Schönes denken.

Thrombose

Viele Studien über antithrombotische Wirkungen der in Algen vorkommenden Fucoidane belegen eine thrombosevorbeugende Wirkung speziell von Braunalgenextrakten. Auch bei der Behandlung von bereits bestehenden Thrombosen können sie unterstützend eingesetzt werden (3 x 1 Kapseln *Neomed*).

Wunden, schlecht heilende Geschwüre

Das Auflegen von Algenpackungen bewirkt nicht zuletzt durch den hohen Alginatanteil der Algen und der damit verbundenen Gelbildung eine Beschleunigung der Wundheilung.

Auf dem Gebiet der Transplantationsmedizin werden seit geraumer Zeit Versuche mit Kalkalgen in der Hoffnung durchgeführt, sie zur Heilung von Knochenbrüchen verwenden zu können. Diese Algenbiokeramiken haben bei Tierversuchen bereits gute Gefäßbildungen und ein gutes Annehmen der »Transplantate« gezeigt.

Tip: Frischalgen eignen sich hervorragend als Wundauflage; durch die Schleimstoffe heilt die Wunde sehr schnell zu.

Algen bei Schilddrüsenunterfunktion

In Deutschland werden über die Nahrung nur ca. 70 µg Jodid pro Tag aufgenommen. Dies ist zuwenig! Es führt zu einem zunehmenden Joddefizit unter der Bevölkerung und damit zur Kropfbildung. Deutschland ist mit zehn Prozent Kropfvorkommen eines der Länder mit der höchsten Zahl an Schilddrüsenerkrankungen und wird daher als Struma-Endemiegebiet bezeichnet. Bereits 15 Prozent der Wehrdienstleistenden, bis zu 50 Prozent der Jugendlichen und 21 Prozent der Kinder unter zehn Jahren neigen zu deutlicher Schilddrüsenunterfunktion mit Kropfbildung. Das Ausmaß des Jodmangels wird heute in drei Stufen je nach Höhe der Jodausscheidung im Urin unterteilt. Dabei liegt ein schwerer Jodmangel vor, wenn weniger als 25 µg pro Gramm Kreatinin mit dem Urin ausgeschieden werden.

Die WHO empfiehlt für Erwachsene eine Mindestzufuhr von 150 bis 300 µg Jodid pro Tag. Dieses Defizit wird in der Regel selbst durch jodiertes Speisesalz und durch den Genuß von Meeresfisch nur unzureichend ausgeglichen. Deshalb empfiehlt es sich, durch zusätzliche »Nahrungsergänzungsmittel« wie Algen, Schilddrüsenerkrankungen mit verringerter Hormonproduktion vorzubeugen. Häufig geht solch eine Schilddrüsenunterfunktion mit einer Kropfbildung am Hals einher. Diese weiche oder auch knotige Halsschwellung wird oft nur dadurch entdeckt, daß sich ein Hemdkragen nicht mehr schließen läßt. Nicht selten wird man auch durch Angehörige auf einen leicht verdickten Hals aufmerksam gemacht. Meist werden die Symptome, die auf eine Schilddrüsenunterfunktion hindeuten, jedoch nicht bemerkt und wenn, so werden meist andere Ursachen dafür in Betracht gezogen.

Typische Symptome einer Schilddrüsenunterfunktion:

Kälteempfindlichkeit, Verstopfung, trockene Haut, trockene schuppende Haare, Hals- oder Gesichtsschwellungen, Antriebsschwäche, Konzentrationsschwäche, zunehmende Interesselosigkeit und Lethargie, Muskel- und Gelenkschmerzen, langsamer Puls, Gewichtszunahme.

Therapie: Jodsubstitution von 100–200 µg zur Vorbeugung und bis 300 µg zur Therapie in Form von natürlichen Algenpräparaten.

Diese enthalten ausreichend Jod in für den Körper leicht aufnehmbarer Form. Der Körper kann das in den Algen enthaltene Jod bedeutend besser aufnehmen und verwerten als das in chemisch hergestellten Jodtabletten enthaltene Jod.

Spirulina enthält in der Regel nur sehr wenig Jod. Meist sind es nur 3 bis 8 µg pro 400-Mikrogramm-Tablette, d.h. mit zehn bis 15 Tabletten pro Tag kann eine gewisse Vorbeugung erzielt werden. Jedoch sollte dies nur in Absprache mit dem Arzt und nach regelmäßiger sorgfältiger Kontrolle der Bluthormonwerte geschehen. Tatsächlich ist der Jodgehalt in den Tabletten schwer feststellbar, so sehr schwankt er je nach Ernte und Anbaugebiet. Dagegen eignet sich zur gezielten Jodsubstitution in hervorragender Weise ein Braunalgenextrakt. Die genauesten Angaben macht die Firma Thalasso plus mit ihren *Algen Vital D-Komplex Kapseln*. Sie enthalten 50 µg Jod. 3 x 1 Kapsel reicht bereits aus, um den Tagesbedarf zu decken. Alternativ kann man Braunalgenkapseln (in Kanada angebaut) der Firma Neomed einnehmen. Hier enthält eine 500-mg-Algenmikronat-Kapsel im Durchschnitt 100 bis 150 µg Jod. Zwei der Kapseln entsprechen zusammen mit der über die Nahrung aufgenommenen Jodmenge genau dem Tagesbedarf eines Menschen. Bei diagnostizierter Unterfunktion kann die Menge bis auf 3 x 1 Kapsel erhöht werden, bei ausgeprägtem Kropf sogar vorübergehend bis auf 4 x 1 Kapsel. Dies entspricht exakt der bei Jodmangel empfohlenen Jodmenge von 500 Mikrogramm, wie sie in Jodtabletten erhältlich ist.

Es empfiehlt sich einmal pro Woche ein Algensalat als Beilage.

Achtung: Bei Schilddrüsenüberfunktion sind Meerwasseralgen kontraindiziert und dürfen auf keinen Fall eingenommen werden!!!

Zeichen von Schilddrüsenüberfunktion

Symptome von Schilddrüsenunterfunktion können bei empfindlichen Patienten bereits ab einer täglichen Dosis von 300 µ g auftreten, in der Regel jedoch erst bei 600 bis 1000 µg.

Folgende Symptome deuten auf eine Überfunktion der *Schilddrüse*:

Feuchte warme Haut, Schwitzen, Gewichtsabnahme, schneller Puls, Herzrasen, Nervosität, Unruhe, Schlafstörungen, Zittern, Muskelschwäche, Durchfall.

Als allergische Reaktion auf den hohen Jodgehalt der Algen können Schilddrüsenschwellung, Akne, Fieber oder Jodschnupfen. auftreten

Tip: Reine Jodtabletten sollten unbedingt auf Algentabletten umgestellt werden. Regelmäßige Blutkontrollen sind jedoch erforderlich. Nach Rücksprache mit dem Arzt können auch Schilddrüsenhormontabletten in ihrer Menge reduziert werden, wenn zusätzlich Algentabletten eingenommen werden.

Algen bei Übergewicht

Algen eignen sich durch ihre Fülle an lebensnotwendigen Vitalstoffen ausgezeichnet zum Abnehmen. Dabei ist folgende Entschlackungskur am effektivsten: Über einen Zeitraum von zwei bis drei Wochen täglich viel Kräutertee, ca. drei bis vier Liter stilles Wasser, Artischocken- oder Brennesselsaft trinken und 5 x 3 Kapseln *Chlorella* (mit lauwarmen Wasser einnehmen). Danach sechs Wochen wieder langsam die Nahrungsmenge steigern, wobei ausschließlich Salate, Kartoffeln und gedünstetes Gemüse verschiedenster Sorten inklusive Algen verspeist werden sollten.

Tip: Schönberger Frischpflanzensäfte aus Artischocke, Brennessel und Löwenzahn eignen sich besonders gut bei dieser Kur. Alternativ kann auch *Spirulina* 4 x 4 Tabletten verwendet werden.

Fallbeispiel:
Eine 30jährige Frau wog 98 Kilogramm; zu dieser Gewichtszunahme war es in den letzten drei Jahren ganz plötzlich gekommen. Todunglücklich klagt sie, jede der bislang durchgeführten Diätkuren sei sehr mühsam gewesen, und nach spätestens sechs Wochen habe sie das alte Gewicht wieder gehabt. Ihr wurde eine hochdosierte Algenkur mit *Chorella* 6 x 4 Tabletten und drei bis vier Litern Volvic Wasser pro Tag verordnet. Dazu bekam sie Frischpflanzensäfte aus Artischocken, Brennesseln und Löwenzahn. Außer der Reihe durfte sie nur Äpfel und Mohrrüben essen.

Während der Kur fühlte sie sich wohl und verspürte kaum Hungergefühl. Nach zwei Wochen wollte sie ihre Diät um eine weitere Kurwoche verlängern. Nach der dritten Woche bat sie abermals um Verlängerung der Kur.

Sie fühle sich gereinigt und wie neu geboren. Ihr Gewicht betrug nach vier Wochen nur noch 80 Kilo. Nun begann eine vierwöchige Aufbaukur, in der der Körper langsam an größere Nahrungsmengen gewöhnt werden sollte. Jeden zweiten Tag wurde eine Kleinigkeit aus dem Bereich Frischkost hinzugenommen, erst Kohlrabi, dann Birnen, schließlich Gurken usw. Der Körper wurde so langsam an eine neue Ernährungsform gewöhnt. Nach vier weiteren Wochen wog die Patientin immer noch 80 Kilo. Drei Monate später wurde eine nochmalige, jedoch nur noch zwei Wochen andauernde Kur durchgeführt. Die Patientin konnte nochmals sieben Kilo abnehmen und auch dieses Gewicht halten. Zwischen beiden Kuren nahm sie täglich 3 x 2 Tabletten *Chlorella*.

Algen in der Umweltmedizin

Eine vermehrte Ausscheidung von Schwermetallen, Lösungsmitteln, Insektiziden und Pestiziden spielt in der heutigen Zeit eine immer größere Rolle. Algen sind dafür ausgezeichnet geeignet, da die Schulmedizin bislang keine überzeugenden Konzepte zur Entgiftung vorlegen kann.

Insbesondere die dreischichtige Hülle der Alge *Chlorella pyrenoidosa* bildet die Basis der entgiftenden Wirkung von *Chlorella*. Zellulosehaltige Mikrofibrillen bilden ein fein strukturiertes Gerüst, in dem die Schwermetallmoleküle wie in einem Netz hängenbleiben. Die aus Sporolipin bestehende mittlere Zellwand ist in der Lage, Schadstoffe zu binden, genauso wie eine Vielzahl weiterer Proteine, die eine hohe Konzentration von Schwermetallen aufnehmen können.

Zur Entgiftung wird empfohlen, zweimal pro Jahr eine sechswöchige *Chlorella*-Kur durchzuführen (3 x 4 Tabletten pro Tag).

Ferner eignet sich eine Komplexmischung von zwölf Eßalgen (*Thalasso Algen Vital Kapseln D*)

Bleivergiftung: Fünf Tabletten *Spirulina* morgens auf nüchternen Magen zwei Monate lang einnehmen.

Umweltgifte

In den modernen Industrieländern sind wir täglich bis zu 200 häufig vorkommenden Umweltgiften ausgesetzt. Sie sind zum größten Teil in Bestandteilen der Nahrungskette enthalten, und wir können ihnen ebensowenig entkommen wie den Umweltgiften in der Luft.

Viele Gifte finden sich auch in Gebäuden und Wohnraummaterialien und führen zu dem gefürchteten »Sick Building Syndrom«.

Typische Symptome des Sick-Building-Syndroms:
Bindehautreizungen, Haut- und Schleimhautreizungen im oberen Atemtrakt, Atemnot, häufiges Nasenbluten, Hautaustrocknung, Akne, Haarausfall, chronische Infektanfälligkeit, Müdigkeit, Reizbarkeit, Vergeßlichkeit, Benommenheit, Gefühlsstörungen, Hör- und Sehstörungen, gestörtes Wärme-Kälte-Empfinden, Kopfschmerzen, Gelenk- und Bauchschmerzen.

Schwermetalle

Folgende Schwermetalle belasten den Organismus besonders:
Cadmium (z. B. in Pflanzen aus Monokulturen, im Trinkwasser, Nikotin), Blei (durch frühere verbleite Abgase noch immer in der Nahrungskette vorhanden), Quecksilber (Füllstoff Amalgam) und Palladium (Zahnfüllungen).

Amalgam

Lange Zeit wurde die schädigende Wirkung von Quecksilber nicht beachtet bzw. verkannt. Jetzt geht man dazu über, Amalgam nicht nur als Füllmaterial nicht mehr zu verwenden, sondern auch alte Amalgamfüllungen mit hohem Kostenaufwand zu entfernen. Bei der Entfernung wird besonders viel Quecksilber frei, weshalb bei Schwangeren keine Amalgamentfernungen durchgeführt werden dürfen, da es zu schweren Schäden des Embryos kommen könnte. Generell wirkt Amalgam schädigend auf Nerven, Hirn, Niere und Lunge.

Lösungsmittel

In viel niedrigeren als den bislang angenommenen Dosierungen wirken Lösungsmittel langfristig negativ auf den Nervenstoffwechsel und auf die Lungen. Insbesondere Lacke, Reinigungs- und Pflegemittel, Kosmetika, Shampoos und Klebstoffe sind hier zu nennen.

Alkohol

Durch Einnahme von *Chlorella* konnte einer großen japanischen Studie zufolge bei 96 Prozent der Teilnehmer ein »Kater« nach übermäßiger Alkoholzufuhr vermieden werden.

Nikotin

Unbedingt meiden. Die regelmäßige Einnahme von Wakame-Algen hat bei Nikotinvergiftung als Gegengift gute Wirkungen gezeigt. Außerdem sollen krebserregende Nitrosamine durch Wakame gebunden und ausgeschieden werden.

Radioaktivität

Künstliche Radioaktivität nach Röntgenbestrahlung oder durch Atomenergie läßt sich im Körper leicht nachweisen. Studien an Tschernobyl-Kindern konnten die Radioaktivität-senkende Wirkung von *Spirulina* eindeutig belegen.

Elektrosmog

Nachdem man die Gefahren durch elektromagnetische Wellen erkannt hat, gehört auch Elektrosmog mehr und mehr zu den gesundheitsgefährdenden Faktoren. Eine Ausschaltung der Ursache steht hier im Vordergrund. Ob Algen helfen, mögliche Einflüsse zu mildern, weiß man nicht.

Umweltgifte in meinem Körper

Anhand eines einfachen Fragebogens läßt sich feststellen, ob sich möglicherweise Umweltgifte im Körper befinden:

Leide ich unter Schlafstörungen?
Bin ich häufig müde?
Bin ich häufig unruhig und gereizt?
Brennen meine Augen?

Leide ich zeitweise unter Schwindel oder Kopfschmerzen?
Leide ich unter allergischen Reaktionen?
Habe ich häufig Infekte?
Leide ich unter Konzentrationsmangel?
Bin ich öfter lustlos und energielos?
Habe ich manchmal Atemstörungen?
Ist es möglich, daß ich beruflich Giftstoffen ausgesetzt bin?
Benutze ich in meinem Haushalt viele Reinigungs- und Pflegemittel?
Habe ich kürzlich mit Farben gearbeitet?
Habe ich neue Möbel oder Teppiche in meiner Wohnung?
Sind die Symptome geringer, wenn ich mich längere Zeit im Freien aufhalte?
Verschwinden die Symptome im Urlaub?

Wenn Sie mehr als die Hälfte dieser Fragen mit »ja« beantworten, sollten Sie unbedingt einen Umweltmediziner aufsuchen.

Entgiftung

Bei Amalgamentfernung fünf Tage vor dem Zahnarzttermin mit 2 x 4 Tabletten *Chlorella* beginnen. Am Tag der Sanierung 2 x 8 Tabletten *Chlorella* kauen und über weitere fünf Tage schlucken. *Spirulina* kann ebenfalls eingenommen werden: 3 x 1 Tablette langsam lutschen. Alternativ 3 x 1 Braunalgentablette (*Neomed*).

Tip: Zusätzliche Darmsanierung mit *Symbioflor*. Falls notwendig, sollten Sie weitere Ausleitungstherapien mit homöopathischen Komplexmitteln (z. B. *Nux vomica*, *Hepeel* u.a.) vornehmen.

Algen in der Krebstherapie

Jedes Jahr erkranken mehr als 300 000 Deutsche an Krebs. Man kann heute davon ausgehen, daß jeder zweite von uns irgendwann im Laufe seines Lebens einmal an Krebs erkranken wird.

Die Krebsbehandlung bedarf eines neuen ganzheitlichen Therapiekonzeptes. Längst weiß man, daß Operation, Chemotherapie und Bestrahlung nicht der Weisheit letzter Schluß sein können. Immer lauter werden die Stimmen, die nach Zulassung zusätzlicher biologischer Heilverfahren rufen. Schließlich ist der Arzt verpflichtet, für das Wohlergehen seines Patienten alle nur möglichen Wege zu beschreiten. Die »Grob«-Arbeit müssen zunächst Teilbereiche der Schulmedizin leisten, die anschließende »Fein«-Arbeit ist die Domäne der biologischen Medizin. Krebs ist meines Erachtens keine schicksalhafte Erkrankung, die zufällig über einen kommt. Eine gesunde Lebensführung gehört zu den frühzeitig vorbeugenden Schritten, um das Risiko einer Krebserkrankung möglichst gering zu halten. Dazu gehören neben Sport, regelmäßiger Entspannung und gesunder Ernährungsweise auch sogenannte Nahrungsergänzungsmittel, die den Körper zusätzlich mit Mineralien und Vitaminen unterstützen, das Immunsystem stärken und den Organismus gleichzeitig von schädigenden Umweltgiften reinigen. Die Zufuhr lebensnotwendiger Nährstoffe kann auf natürlichste Weise durch Algen sichergestellt werden. Aber es kommt auf die richtige Alge an!

Die antitumoröse Aktivität von Knotentang, verschiedenen Algenkomplexen und von Mikroalgen ist durch Studien belegt. Das heißt, diese Algen eignen sich zur Krebsvorbeugung ebenso wie zur therapeutischen Unterstützung einer Behandlung. Folgende Einnahme ist sinnvoll:

Bei lymphatischer Leukämie: Eine japanische Studie an Grün- und Braunalgen weist eine antitumoröse Wirkung auch bei Leukämie nach. Dosis: Algenkomplexkapseln 3 x 2 Kapseln.

Bei Bronchialkarzinom: Bei Knotentang wurde eine starke antitumoröse Wirkung bei dieser Erkrankung festgestellt. Dosis: 3 x 1 Tabletten *Neomed*.

Tip: Zusätzliche biologische Immunstimulierung ist ratsam.

Die biologische Immunisierung des Körpers

Das Immunsystem läßt sich im wesentlichen auf zweierlei Arten stärken. Zum einen durch aktive immunisierende Maßnahmen wie Sport, Kneipp-Anwendungen, vollwertige ballaststoffreiche Frischkost, regelmäßige Entspannungsübungen und eine positive Lebensführung (siehe dazu Kapitel 1 »Das Immunsystem«). Darüber hinaus läßt sich das Immunsystem durch eine Reihe von »passiven« biologischen Verfahren stärken. Dies sind im wesentlichen pflanzliche immunstimulierende Extrakte sowie einige spezielle Therapieverfahren.

Pflanzliche Immunstimulanzien:
Neben allen in diesem Buch erwähnten Algen haben folgende Heilkräuter eine immunstärkende Wirkung:
Mistelextrakte, Echinacea purpura, Thuja, Baptista, Eleutherococcus, Ginseng u.v.a.
Sauerstofftherapie nach Prof. Ardenne:
Täglich 90 Minuten Inhalation von reinem Sauerstoff.
Ozon-Sauerstoff-Therapie:
15 Behandlungen zweimal pro Woche.
Organ-Lysat-Therapie:
Thymus- und Milzextrakte, dreimal pro Woche über sechs Wochen.
Enzymtherapie:
Papaja-/Guavaextrakte, Enzympräparate wie *Wobenzym* oder *Wobemugos* (3 x 4 Tabletten).
Darmsanierung:
Vierwöchige Kur mit *ProSymbioflor* und *Symbioflor 1+2*.
Orthomolekulare Medizin:
Mineralstoffsubstitution mit Zink (Zinkostase) und Selen (Selenase).
Fiebertherapie:
Bakterienlysattherapie (nur unter Aufsicht).
Eigenbluttherapie:
Zwei- bis dreimal pro Woche über sechs Wochen in ansteigender Dosierung.

Homöopathie/Antihomotoxische Therapie:
Entgiftungskuren mit *Traumeel*, *Hepeel*, *Lymphomyosot* und *Coenzym Comp.*
Traditionelle Chinesische Medizin:
Lösung von Blockaden, Stärkung des Chi, ausleitende Maßnahmen, Anwendung von Akupunktur, Moxatherapie und chinesischen Heilkräutern.

Die Algenvitalisierungskur

Jede Alge kann nur so gut wirken wie der Mensch sich während einer Kur verhält.

Die Algeneinnahme in Form einer Algenvitalisierungskur sollte sich zunächst über einen Zeitraum von drei bis vier Monaten erstrecken. Für diesen Zeitraum sollte man täglich Algen in Form von Kapseln, Tabletten oder Pulver zu sich nehmen. Die Wahl der Alge richtet sich nach der persönlichen Motivation, den Beschwerden, die man hat, und nach dem Behandlungsziel, das man sich vorher unbedingt setzen sollte.

Möchte ich mich vitaler und tatkräftiger fühlen, eine jüngere gesündere Haut bekommen, kräftigeres volleres Haar haben, oder möchte ich meinen Körper reinigen und entgiften? Möchte ich meine Blutdruck- und Fettwerte senken oder endlich meine Haut von Herpes befreit wissen? Die Zielsetzung der Kur ist bereits der erste Schritt der dann folgenden Heilwirkung.

Je nach Zielsetzung eignen sich Algenkomplexkapseln, reine Braunalgenkapseln oder eine der Mikroalgen. Zur allgemeinen Vitalisierung empfehle ich eine Mischung aus Komplexalgen und *Spirulina*-Tabletten. Bestes Präparat ist für diesen Zweck ein Mittel, das aus zwölf Eßalgen besteht, die *Algen Vital D Kapseln*. Davon empfehle ich täglich zwei Kapseln bei einem Körpergewicht von unter 60 Kilo. Wiegen Sie mehr als 60 kg, empfehle ich 3 x 1 Kapsel. Nach sechs Wochen kann die Dosis um eine Tablette pro Tag reduziert werden. Dazu sollte *Spirulina* in einer Menge von 3 x 3 Tabletten jeweils vor den Mahlzeiten eingenommen werden.

Als Beilage zur täglichen naturbelassenen Vollwertkost eignen sich zweimal pro Woche getrocknete Nori-Algen. Bis zu fünf Gramm kann man täglich aufquellen und als Salatbeilage (s. Rezepte) verspeisen. Ferner eignen sich Meerwasserbäder und Meerwasser-Algenlotionen zum Einmassieren (s. Präparate von Thalasso plus, Hau oder Biomaris)

Die Kur, die im Idealfall eine breit angelegte »Runderneuerung« von Körper, Geist und Seele darstellen sollte, erfordert, falls man maximalen Erfolg sehen und spüren möchte, die Umsetzung einiger der am Ende des Buches aufgeführten Tips zur gesunden Lebensführung.

Risiken und Nebenwirkungen

Die Einnahme von Algenpräparaten hat keine Nebenwirkungen, solange man nicht zuviel davon zu sich nimmt, mit einer Schilddrüsenüberfunktion vorbelastet ist oder man eine Jodallergie hat.

Bei einer Überdosierung kann es jedoch, bedingt durch den hohen Jodgehalt bei den Makroalgen, insbesondere den Braunalgen, zu einer Pulserhöhung bzw. Herzrasen, Nervosität, Reizbarkeit, Schwitzen und Schlaflosigkeit kommen, manchmal auch zu Blähungen oder Durchfall.

Zuviel Jod stimuliert die Schilddrüsenfunktion, was eine verstärkte Produktion von Schilddrüsenhormonen bewirkt. Dies kann bei Patienten, die bereits an einer Überfunktion leiden, zu einer akuten Verschlechterung ihres Zustands führen.

Daher ist die Einnahme von Algen bei einer Schilddrüsenüberfunktion kontraindiziert. Auch bei einer Jodallergie dürfen Algen nicht eingenommen werden. Als unbedenklich bei gesunden Menschen gilt eine Jodaufnahme von maximal 300 bis 400 µg pro Tag. Der Mindestbedarf beträgt zwischen 200 bis 250 µg. Darüber hinaus kann es jedoch zu ersten merklichen Störungen des Allgemeinbefindens kommen. (s. Kapitel »Schilddrüsenkrankheiten«)

Da eine Überdosierung von Jod unangenehme Wirkungen zur Folge haben kann, hier der Jodgehalt der wichtigsten Eßalgen in µg pro 1 µg getrockneter Algen (nach M.Guillou):

Kombu breton	20
Wakame	245
Haricot de mer	180
Nori	130
Dulse	100
Laitue de mer	50

Komplexalgen-Kapseln enthalten pro Kapsel 50 mg Jod. Darüber hinaus sollte der relativ hohe Natriumgehalt der Makro-Algen beachtet werden. Menschen mit hohem Blutdruck sollten daher den Verzehr von Algen nur auf kleine, gut gewaschene und lange in Süßwasser eingelegte Algen beschränken. Die Einnahme von Algentabletten oder Kapseln hat keinen negativen Einfluß auf den Blutdruck.

Kapitel 5
Thalasso-Therapie zu Hause genießen

Ebbe und Flut sind der Rhythmus des Lebens, der Pulsschlag der Natur. Das Meer ist das Leben, und alles Leben entstammt dem Meer. Es ist die Quelle der Evolution, der Ursprung allen Seins. Das Urelement, das niemals an Faszination verliert.

Hippokrates

Der Mensch besteht ebenso wie unsere Erde zu mehr als zwei Dritteln aus salzhaltigem Wasser. Es liegt daher nahe, daß die Substanzen, die im weitesten Sinne aus dem Meer kommen, eher einem heilenden Einfluß auf Körper und Psyche des Menschen haben als chemische, künstlich hergestellte Substanzen. Die vielfältigen Anwendungsmöglichkeiten des Meerwassers mit seinen vielen, meist unsichtbaren Bewohnern, insbesondere den Algen, möchte ich Ihnen im folgenden kurz vorstellen.

Algenanwendungen

Algentee

Meerespflanzen können ihr Leben lang wertvolle Mineralien, Spurenelemente, Vitamine, Aminosäuren, Proteine u.v.m. aus dem Ozean in sich konzentrieren. Algen eignen sich auch als Tee, jedoch ist der Geschmack recht gewöhnungsbedürftig. Daher sollten die ausgewählten Algen mit ausgewählten Kräutern oder einfach mit Ceylon-Tee gemischt werden.

Als warmer Tee oder auch als Eistee eignen sich folgende Meeresalgen:
1. Dulse- und Nori-Algen gemischt mit Eisenkraut (magenberuhigend), Pfefferminze (krampflösend, stimulierend), Orangenblüten (verdauungsfördernd), Hibiscus (reizmildernd, schleimlösend) und Hagedorn (kreislaufstärkend, entschlackend)

2. Fucus-Alge und Citronelle (reizmildernd, krampflösend)
3. Fucus-Alge und Ceylon-Tee (stimulierend)

Wie bereits erwähnt, ist die richtige Aufschlüsselung der Algeninhaltsstoffe von großer Bedeutung. Egal, ob man sich einen Tee, eine Packung oder einen Brei aus Frisch- oder Trockenalgen herstellen will, es sollte bedacht werden, daß der Großteil der Wirkstoffe wegen der Zellulosewände nicht freigesetzt werden kann. Durch die bereits erwähnten Aufschlüsselungsverfahren ist dies jedoch bei fertigen Algenprodukten gewährleistet.

Als *Mincemer* Tee oder auch *Erde und Meer-Teecocktail* sind verschiedene Teeformen direkt bei der Firma Vita-Vision Algenversand zu beziehen (der Jodgehalt der einzelnen Teebeutel liegt etwa bei 100 Mikrogramm).

Ein Algentee ist leicht zuzubereiten aus einem Aufguß von zerkleinerten, getrockneten Algen von der Menge eines üblichen Teebeutels. Zwei bis drei Minuten ziehen lassen und dann abseihen.

Algenkapseln und -tabletten

Von allen wichtigen, bereits beschriebenen Algenformen gibt es fertige Extrakte in Tabletten- oder Kapselform. Wegen des teilweise hohen Jodgehalts stellen zehn Gramm pro Tag die Obergrenze für getrocknete Eßalgen dar. Bei Extrakten aus Braunalgen oder aus Komplexalgen sollten bereits 1,5 Gramm, was zumeist drei bis vier Kapseln entspricht, nicht überschritten werden.

Bei Mikroalgen können ohne weiteres bis zu zehn Gramm pro Tag gegessen werden. Die meisten Studien über die Wirkung von Spirulina, AFA-Algen oder Chlorella wurden mit einer Tagesdosis zwischen vier und sechs Gramm pro Tag durchgeführt. Hier werden Tabletten mit 250 oder 400 mg angeboten.

Achtung: Bei einer Schilddrüsenüberfunktion sollte generell auf die Einnahme von Makroalgentabletten verzichtet werden. Die Einnahme von Mikroalgen muß mit dem Arzt besprochen werden, kann in geringer Dosis (bis 3 Tabletten pro Tag) jedoch auf Grund des geringen Jodgehalts erfolgen. Dabei muß die Angabe des Algenherstellers zum Jodgehalt genauestens beachtet werden.

Algenauslaugebad

Das Algenauslaugebad ist eine klassische Anwendungsform der Algentherapie. Es dient der Reinigung und Entgiftung des Gewebes und der Haut. Am Wannenrand wird sich nach einiger Zeit eine graue, schmierige Schmutzschicht bilden, diese ist ein Zeichen für die dem Körper entzogenen Giftstoffe – die »passive« Entschlackung der Haut hat gut funktioniert. Da man im Gegensatz zur Sauna bei diesem Bad nicht schwitzen soll, ist es gut geeignet für diejenigen, die Schwitzen nicht mögen bzw. nicht vertragen. Für ein Bad gibt man zwei bis drei Eßlöffel Algenauslaugebad in die Wanne. Dann hält man die Temperatur möglichst für 30 Minuten etwa auf Höhe der Körpertemperatur (37° C).

Man sollte möglichst bis zum Hals im Wasser liegen, jedoch nach zehn Minuten einmal aufstehen, um sich mit Algenauslaugebad kurz einzuseifen. Nach weiteren 15 Minuten nochmals einseifen und abermals entspannt zehn Minuten in der Wanne liegenbleiben, dann abduschen, abtrocknen und ins Bett legen.

Algenmeersalzbad

Meersalzbäder haben eine besondere Bedeutung für die kranke, besonders durch Neurodermitis oder Psoriasis schwer in Mitleidenschaft gezogene Haut. Eine Kombination von Meersalz mit Algen hat sich außerordentlich bewährt. Sie bewirkt eine Aktivierung des Hautstoffwechsels und eine leichte Straffung des Bindegewebes. Fertige Packungen werden von Thalasso plus (Braun- und Rotalgenkomplex) und von Sanatur (+ Fucus und Laminaria) angeboten. Reines Totes-Meer-Salz aus Israel oder Jordanien eignet sich aufgrund seiner sehr hohen Salzkonzentration ebenfalls hervorragend bei Neurodermitis oder Psoriasis, auch wenn dies keine Algen enthält. 1000-Gramm-Packungen von Totem-Meer-Salz sind in jeder Apotheke erhältlich. Die Anwendungsdauer sollte 15 Minuten nicht überschreiten, und anschließend empfiehlt es sich, viel Wasser zu trinken.

Algenpackungen, Umschläge, Einreibungen und Masken

Für alle Packungen und Masken gilt, daß die Haut vor der Behandlung möglichst fettfrei sein sollte. Vorteilhaft ist es, wenn die Haut zuvor mit warmem Wasser abgeduscht wird, um dadurch die Poren aufnahmefähiger zu machen. Packungen und Masken sollten möglichst ohne Lufteinschluß vorsichtig aufgelegt werden und nicht so lange liegenbleiben, daß sie antrocknen, es sei denn, ein gewisser Schäleffekt ist erwünscht.

Die Dauer der jeweiligen Behandlung richtet sich nach der Verträglichkeit bzw. der Empfindlichkeit der Haut. Sie kann im Einzelfall bis zu 20 Minuten betragen. Beim Abnehmen der Packung sollte man diese mit lauwarmem Wasser langsam aufweichen, abwaschen und danach die Haut gut eincremen. Solche Algenpackungen oder Algenbreiumschläge eignen sich besonders bei Elastizitätsverlust der Haut, z.B. bei der schlechter durchbluteten Haut von Rauchern oder allgemein bei schlecht durchbluteter Haut. Bei sehr empfindlicher Haut sollte ein Nori-Algenpulver angerührt werden. Bei Hautentzündungen und Geschwüren eignen sich in besonderem Maße Alginat-Auflagen zur Beschleunigung der Wundheilung. Hierfür gibt es neben Wundauflagen auch fertige aufgeschlossene Algenpulver, die nur angerührt werden müssen.

Frischalgen-Auflagerungen sind nur sinnvoll in Fällen, wo »Erste Hilfe« geleistet werden soll, wenn man sich z.B. im Urlaub eine Schürf- oder Rißwunde zugezogen hat und gerade am Strand ist. Auch wenn die dann aufgelegten Algen nicht aufgeschlossen sind, so wirken die vielen Schleimstoffe an der Algenaußenhaut bereits reizlindernd und heilungsfördernd.

Wichtige Baderegeln für ein Algenbad

1. Zwei Stunden vor dem Bad nichts essen; nach dem Bad wird eine mindestens 30minütige Ruhepause empfohlen.
2. Während des Bades Wassertemperatur regelmäßig kontrollieren: 38 Grad dürfen bei Algenbädern ohne ärztliche Aufsicht nicht überschritten werden.
3. Die Badedauer sollte anfangs auf fünf bis zehn Minuten be-

schränkt bleiben, kann aber langsam auf 20 Minuten gesteigert werden.
4. Nicht einseifen; nach dem Algenbad auch kein Abduschen oder Abtrocknen, sondern sofort in ein Badetuch einhüllen, das möglichst schon auf einer Heizung vorgewärmt sein sollte.

Algen in der Körperpflege und Kosmetik

Das Prinzip aller Dinge ist das Wasser; aus Wasser ist alles, und in Wasser kehrt alles zurück. Thales von Milet

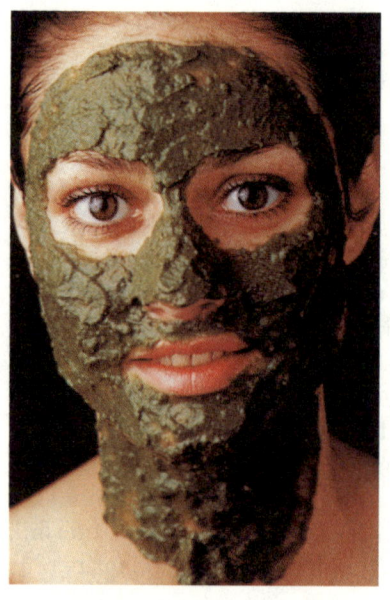

Algen üben von innen und außen eine regenerierende Wirkung auf die Haut aus. Eine Revitalisierung der äußeren Hautschichten, Straffung des Unterhautbindegewebes und Verbesserung des Teints sind nur wenige der schnell sichtbar werdenden Wirkungen von Algenextrakten. Zur innerlichen Anwendung sind spirituell sensiblen Menschen *AFA-Algen* (3 x 2 Tabletten pro Tag) zu empfehlen, ansonsten *Spirulina-Algen* (3 x 3 Tabletten pro Tag). Besondere Algenmischungen eignen sich zur äußeren Anwendung. Da Frischalgen hierzulande nicht verfügbar sind und weil diese ja nicht aufgeschlossen sind und von daher der Nutzen auch nicht allzu groß wäre, muß man auf Präparate von Algenfirmen zurückgreifen. Diese bieten im allgemeinen Algenreinigungsmilch, Algenpeelings und Frischalgenpackungen an, die ich an dieser Stelle wegen ihrer hervorragenden Wirkung besonders hervorheben möchte. Ab einem Kilo kann man von »Thalasso plus« die Frischalgenpackungen aus dem Goemar beziehen, was jedoch wegen immer wieder auftretender

Lieferschwierigkeiten einige Geduld erfordert. Diese Algenpackungen bestehen zu 97 Prozent aus einem Frischalgenkonzentrat der Knotentangbraunalge. Die Packung ermöglicht intensive Gewebeglättung bei jeder sichtbaren Form von Cellulitis.

Neben Packungen kann man auch einen hocheffektiven Algen-Zellsaft aus frischen kaltgepreßten Meeresalgen beziehen. Er wirkt gewebeentschlackend und durchblutungsfördernd bis in tiefere Hautschichten. Diesen Zellsaft kann man sehr gut in Algenpulverpackungen einrühren, die man für Einreibungen selbst anmischen kann. Darüber hinaus gibt es eine Reihe von Tages- und Nachtpflegecremes, Tiefenreinigungslotionen und Dutzende von weiteren Tinkturen und Schönheitspflegemitteln, die alle jedoch im Rahmen dieses Buches nicht näher beschrieben werden können.

Algenshampoo und -haarwasser

Bei einem Fettüberschuß der Haare kann der Talgüberschuß des Haarbodens durch Algenhaarwasser und Algenshampoo reguliert werden, genauso, wie der Haarboden auch bei trockenem, brüchigem Haar besonderer regulierender Pflege bedarf. Während sich bei fettigem Haar zur Fettabsorption eher Mischungen aus Algen und Tonerde anbieten (einmal pro Woche), empfehlen sich für trockenes Haar spezielle feuchtigkeitsspendende Algenpackungen. Gegen Haarausfall gibt es durchblutungsfördernde Algen, wie z.B. die Delesseria-Algen, von denen es neben Shampoos auch vitalisierende Haarwasser zum Einmassieren gibt.

Algenlotionen

Für die Schönheit auf einen Liter stilles Mineralwasser 100 Gramm getrocknete Algen (z. B. eine Braunalgensorte) geben und etwa zwei Stunden ziehen lassen. Die Flüssigkeit kurz zum Kochen bringen und sofort abdecken und erkalten lassen, dann durchseihen und kühl stellen.

Die so entstandene dünnflüssige Lotion mehrmals täglich auf die Haut mit einem Wattebausch auftragen.

Algenlotionspackung zur Remineralisation

Die Kalkalge Lithothammion (Bestellung über »Vita Vision« oder »Thalasso plus«) wird so klein wie möglich geschnitten. Mit etwas stillem Mineralwasser wird zunächst eine Handvoll davon zu einem Brei gerührt und anschließend mit einem Spatel auf die Problemzonen des Körpers aufgetragen. Falls möglich, sollten die betroffenen Stellen mit einer Plastikfolie abgedeckt und darüber eine warme Decke gelegt werden. 30 Minuten lang entspannt hinlegen und die Packung einwirken lassen, anschließend warm abduschen.

Meerwasseranwendungen

Meerwassersprudelbad, Meerwasser Sprüh- und Strahldusche

34 bis 39 Grad warmes Meerwasser strahlt aus einem Schlauch in einer Entfernung von mehreren Metern mit Druck auf den Körper. Diese Massage wirkt stimulierend und entspannend, kräftigt das Gewebe und ist gut gegen Cellulite. Beim Sprudelbad treffen aus einer Spezialbadewanne aus bis zu 150 feinen Düsen zyklisch feine Meerwasserstrahlen auf verschiedene Körperregionen. Ein zuvor eingestellter Computer steuert die Sprudelintervalle für die gewünschten Körperregionen.

Diese Formen des bewegten Umgangs mit Meerwasser haben sehr heilende und regenerierende Effekte. Meerwasser ist chloriertem Wasser unbedingt vorzuziehen. Wegen der dazu notwendigen technischen Voraussetzungen können diese Anwendungen daher nur in einem Thalasso-Zentrum durchgeführt werden.

Meerwasser-Arm-Sitz-Fuß-Vollbad

Teil- oder Vollbäder mit Meerwasser eignen sich außer bei Hauterkrankungen auch sehr gut zur Entspannung und zur Kreislaufanregung. Da man unter Umständen durch Schwitzen viel Flüssigkeit

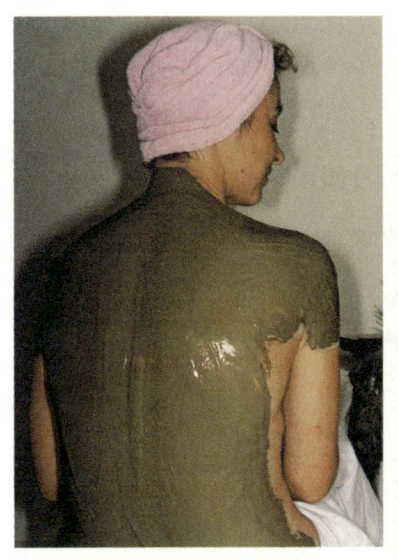
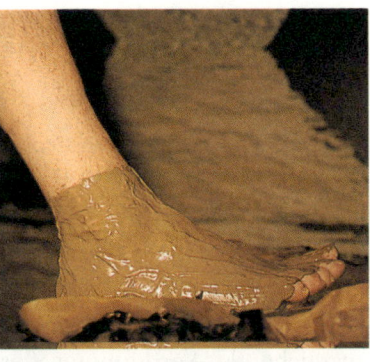
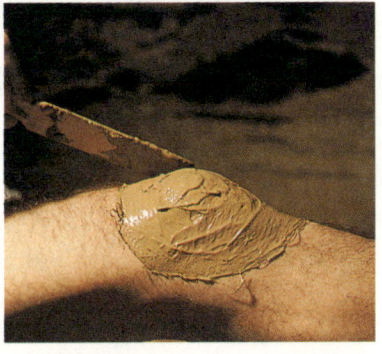
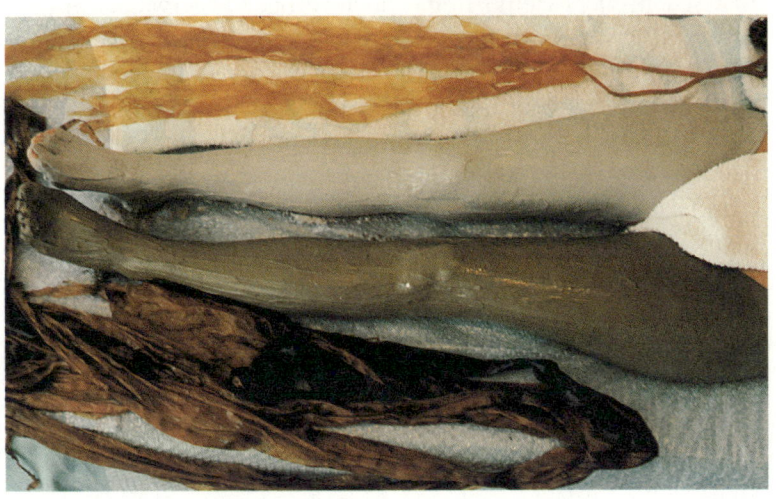

verlieren kann, sollte auf eine ausreichende Trinkmenge gedacht werden. Anwendung nur in Thalasso-Therapiezentren oder im Urlaub am Meer.

Meerwasser-Trinkkur

Das Trinken von verdünntem Meerwasser bis zu drei Gläsern pro Tag ist eine der ältesten Anwendungen der Thalasso-Therapie. Der Körper wird so mit der natürlichsten aller Flüssigkeiten in reinster Form und mit all ihren wertvollen Mineralien versorgt. Auf eine ausreichende Verdünnung des Meerwassers oder genügenden Nachtrunk muß geachtet werden.

Meerwasser-Inhalation

Die Inhalation von reinem Meerwasser über einen Vernebler oder in Form von aufgekochtem Meerwasser eignet sich bei allen Formen von Atemwegsinfekten, besonders bei Nasennebenhöhlenentzündung und Bronchitis.

Meerwasser-Aerosole

Inzwischen gibt es eine Reihe hochwertiger Meerwasser-Sprays, die das Meerwasser in feinste Aerosole vernebeln. Am bekanntesten ist das Präparat *Rhinomer*, das aus vor der Bretagne abgefülltem Tiefenmeerwasser besteht. Es ist in verschiedenen Konzentrationen erhältlich und eignet sich besonders bei allen Formen von Schnupfen sowie bei Nasennebenhöhlenentzündungen.

In Thalasso-Therapiezentren kann man ein Nebelgemisch aus Meerwasser und ätherischen Ölen in Spezialräumen inhalieren. Dies befreit die Atemwege und insbesondere die Nasennebenhöhlen.

Meerwasser-Gymnastik , Massage und Shiatsu

Gymnastik im Meerwasser ist ebenso wie Shiatsu grundsätzlich der natürlichste Weg, sich leicht, entspannt und beinahe schwerelos zu bewegen. Massagen mit Meerwasser haben einen sehr guten Hautstoffwechsel-anregenden Effekt. Schwimmbäder und Pools sollten statt des schädlichen Chlors schon längst auf Meerwasser umgestellt sein. Besonders für Kleinkinder wäre dies ein großer Vorteil, da die schädigenden Wirkungen des Chlors noch immer unterschätzt werden.

Schlickpackungen

Schlick, z. B. aus dem Wattenmeer, enthält verschiedenste Meeressedimente, zu denen auch Algenplankton gehört. Packungen oder Auflagerungen von Schlick sind äußerst effektiv bei Muskelverspannungen, Gelenkbeschwerden und bei Ischias. Besonders die Hals- und Lendenwirbelsäule sollte bei Beschwerden häufiger mit Schlickpackungen zur Lockerung und besseren Durchblutung behandelt werden. Akute rheumatische Erkrankungen dürfen jedoch, ebenso wie akute Entzündungsprozesse, nicht mit Wärme, sondern müssen eher mit Kälte behandelt werden.

Meeressedimentpeeling

Bei fettiger, unreiner Haut eignet sich als regelmäßiges Peeling das Einmassieren einer Mischung aus Meeressediment, wobei hier weniger Schlick, als vielmehr lockerer, oberflächlicher Sandboden gemeint ist.

Als regelmäßiges Peeling einmal pro Woche oder auch häufiger, z.B. im Urlaub eignet sich Meersand, der jedoch aus hygienischen Gründen nicht direkt vom Strand stammen, sondern aus etwa einem halben Meter Wassertiefe vom Meeresgrund aufgeschöpft werden sollte. Im Handel ist Meersand in Verbindung mit Kleie erhältlich. Eine fertige Mischung ist in Apotheken von der Firma AOK unter dem Namen »Meersand-Kleie« zu beziehen. Bei allen Formen von Akne hat sich diese Form der Hautreinigung als äußerst heilsam erwiesen. Der Effekt ist bedeutend höher als mit Salben, einschlägigen Alkohollösungen oder chemischer Reinigungsmilch. Dazu kommt der durchblutungsfördernde Effekt des Einmassierens und »Rubbelns«.

Kapitel 6
Algen in der Küche

Die japanische Küche

Japaner haben durchschnittlich eine höhere Lebenserwartung als die Menschen in den anderen industrialisierten Ländern. Viele namhafte japanische Professoren führen dies auf eine ausgewogene Ernährung mit Meeresgemüse und Meerestieren zurück. Die japanische Küche ist ähnlich wie die chinesische äußerst vielfältig. Man gewinnt schnell einen Überblick über das Speisenangebot, da in den meisten japanischen Restaurants die Speisen komplett im Fenster ausgestellt werden. Allein diese Speisen-Präparationen sind eine Kunst für sich und sehr einladend anzusehen.

Da gibt es gegrillten Aal mit Algenauflage, Sushi umwickelt mit Algenblättern, gekochte Austern, Jakobsmuscheln und Krabben, garniert mit Petersilie, und immer wieder verschiedene Algenzubereitungen in verschiedenen Farben. Kinder essen gerne Hacksteak mit Reis und Sushi, eingepackt in Algen, und Fischpastete mit Nudeln und Algen oder einen Pilzteller mit speziellen Nori-Algen.

Kurzum, Algen sind im alltäglichen Essen eine unentbehrliche Zutat. Hinzu kommen Reis oder Süßkartoffeln und sogenanntes Konjaku, hergestellt aus der Konjakknolle, die viele lösliche Ballaststoffe enthält.

Prof. Hiramitsi Suzuki, ein namhafter japanischer Wissenschaftler, meint, daß Japaner eine größere Chance haben, älter zu werden, als die Menschen in anderen Industrienationen. In einem Interview vertrat er die Meinung, daß die Ursache dafür nicht an erblichen Einflüssen läge, denn etwa in die USA ausgewanderte Japaner paßten sich in der zweiten und dritten Generation schnell an die dort herrschende geringere Lebenserwartung an. Wie die Amerikaner und eingewanderten Europäer leiden die Japaner in ihrem neuen Heimatlnad häufiger unter Gefäßkrankheiten, was zu einem erheblich höherem Herzinfarktrisiko führt.

Aber noch wichtiger sei, daß Japaner viel seltener Darmkrebs bekämen als Europäer und US-Amerikaner.

Prof. Suzuki ist sich ganz sicher, daß dies ganz eindeutig an der Ernährung liegt. Er beobachtet daher mit Sorge, daß sich die Eßkultur der jungen Japaner stark an amerikanische Eßgewohnheiten mit viel Fleisch und tierischen Fetten anpaßt. Traditionell decken die Japaner ihren Eiweiß- und Fettbedarf durch Meeresfrüchte und darin enthaltene Fischöle. Diese besitzen einen hohen EPA-Anteil, also mehrfach ungesättigte Fettsäuren, z.B. die sogenannten Omega-3-Fettsäuren. Außerdem legen die Japaner im allgemeinen großen Wert auf eine ballaststoffreiche Kost mit viel Gemüse und Algen als Gemüse aus dem Meer. Prof. Suzuki verriet bei dieser Gelegenheit, daß er täglich Nori-Algen und mindestens zweimal pro Woche Kombu-Algen auf seinem Speisezettel hat, denn zumindest im Reagenzglas ist bewiesen, daß bestimmte Inhaltsstoffe dieser Algen Krebs verhüten können.

Das Algenmuseum von Hokkaido

Für einen Europäer sind Aussagen über die krebsverhütende Wirkung von Algen zunächst verblüffend. Erst kürzlich hat eine bekannte Umweltzeitung groß darüber berichtet, daß Algen wegen der Schwermetalle, die sie aus dem Meer aufnehmen, ungesund seien.

Ich bin deshalb zur nördlich gelegenen Insel Hokkaido geflogen, deren Hauptstadt das von der Winterolympiade her bekannte Sapporo ist.

In der Hafenstadt Hakodate gibt es ein in ganz Japan bekanntes Algenmuseum, Konbukan genannt. Auf Hokkaido ist die Tangfischerei seit eh und je ein wichtiger Erwerbszweig. Schon im Altertum hatte man seine Bedeutung für die Volksgesundheit erkannt.

Tang wird als eine göttliche Nahrung betrachtet. Kein Wunder, daß er auch am Hof des Tenno ein wichtiger Bestandteil der täglichen Mahlzeiten war und noch immer ist. Auch die Samurai, die japanischen Ritter, haben daraus viel Kraft und Mut geschöpft, ebenso wie die buddhistischen Mönche, die schon in alter Zeit die Heilkraft der Algen nutzten, getreu dem Motto: Eure Nahrungsmittel sollen Heilmittel sein.

Bei archäologischen Funden in Japan wurden Algenreste von Hijiki, Wakame und Arame gefunden, die etwa 10000 Jahre alt sein sollen. Man nimmt an, daß in dieser prähistorischen Zeit Algen neben Fischen das wichtigste Nahrungsmittel waren; insbesondere auf den japanischen Inseln, wo keine Jagd möglich war, und die Menschen auf die Nahrung aus dem Meer angewiesen waren.

Algen waren zur damaligen Zeit hoch geschätzt und dienten nicht zuletzt wegen ihres Salzgehalts als Geldtauschmittel. Auch Aristokraten schätzten das Meeresgemüse sehr. Kombu etwa wurde oft am Hofe als Gastgeschenk mitgebracht. Im 8. Jahrhundert entstand die berühmte Anthologie, die über das Leben der Japaner im 6. und 7. Jahrhundert berichtet. Von 4000 Gedichten gibt es über einhundert, die über Algen berichten. Gegenden wie Tokai, Sanin oder Kinki werden immer wieder im Zusammenhang mit zahlreichen Algenspeisen erwähnt. Auch von religiösen Riten ist dort die Rede. Altäre wurden im 8. Jahrhundert gebaut, um mit Opfergaben für eine gute Algenernte zu bitten. Dazu wurden den Göttern Algen dargeboten und verbrannt.

Klar, daß bei soviel Tradition den Algen auch in der japanischen Moderne große Bedeutung zugemessen wird. Dabei erstaunt, daß das Konbu-Museum bei der Jugend nicht weniger Beachtung findet als bei den Senioren. Sie sind die eifrigsten Besucher, auch des angeschlossenen Supermarktes, mit dem sich das Museum weitgehend finanziert und in dem ausschließlich Algenprodukte angeboten werden, beispielsweise eine Tangart, aus der gerne Suppe gekocht wird. Wichtig ist dabei eine lange Kochzeit, während der sich spezielle Wirkstoffe entwickeln, die Darmkrankheiten verhüten helfen. Der bei uns immer wieder angesprochene Jodgehalt spielt in Japan nur eine untergeordnete Rolle, da Japaner durch ihre Eßkultur an Jod gewöhnt sind. Es gibt vorwiegend vorbereitete und getrocknete Fertigprodukte für die unterschiedlichsten Zwecke. So wird es der japanischen Hausfrau oder dem Koch einfach gemacht, Algen einzusetzen. Sie schmecken übrigens überhaupt nicht fischig, man gewinnt daraus sogar sehr beliebte Erfrischungsgetränke, Algenbonbons, süße und salzige Snacks oder Beilagen, die im Nu zubereitet sind. Für Sushi sind Algenblätter geradezu unentbehrlich. Im Museum gibt es eine kleine Fabrik, in der jedermann beobachten kann, wie moderne Algenprodukte entstehen. Früher wurden die Algen von Hand mit scharfer Klinge abgeschabt. Heute machen das Maschinen: ein zentnerschwerer Block aus getrockneten und gepreßten Kombu-Algen wird in einen Automaten gespannt, um dann scheibchenweise zu hauchdünnen Blättern von maximal 400stel Millimeter Dicke abgeschabt zu werden.

Im nächsten Arbeitsprozeß werden sie von Hand übereinander gelegt. Wegen der Hygiene geschieht dies unter fast sterilen Raumbedingungen. Die einzelnen Algenfolien werden in einer Mangel unter Druck und Hitze zu einem Endlosband zusammengefügt, das von Natur in den Algen enthaltene Alginat dient dabei als vorzüglicher Klebstoff. Im selben Arbeitsgang können auch Aromastoffe, wie z. B. Sojasauce, aufgeträufelt werden.

Nach dem Zuschneiden entstehen feine Algenblättchen, die bei Japanern, einzeln verpackt, als schmackhafte Zwischenmahlzeit sehr beliebt sind. Während bei uns Bonbons und Kartoffelchips genascht werden, vergnügt man sich in Japan mit den erheblich gesünderen Algenprodukten.

Der Seetang spielt in der japanischen Küche die Hauptrolle. Er ist besonders reich an Mineralien, Spurenelementen und Vitaminen. Die Hauptarten, die verwendet werden, sind Kombu, Wakame und Nori. Während wir in Europa Seetang fast ausschließlich getrocknet bekommen, ist er hier überall frisch erhältlich. Konbu wird bis zu sechs Meter lang und hat einen milden Geschmack. Es gibt ihn geschnitten und mit verschiedenen Gewürzen kombiniert. Nori, die dunkelgrün-braune Algenart, wird gepreßt und hauptsächlich für gerollte Sushi und Reiskugeln verwendet.

Wakame, eine der bekanntesten Braunalgen, ist besonders nährstoffreich, jedoch muß sie vor der Zubereitung eingeweicht werden, damit sie verdaulich wird. Sie eignet sich besonders für die bekannte Miso-Suppe, aber auch fein geschnitten für Salate.

Mit Algen kochen

Die verbreitetsten Eßalgen sind Kombu, Nori, Wakame, Arame, Dulse und Hijiki. Schön wäre es, wenn man am Meer wohnen und dieses herrliche Meeresgemüse täglich genießen könnte! Doch wer im Inland lebt, wird, wie die meisten von uns, auf diese Delikatesse verzichten müssen. Dennoch kann man sie in getrockneter Form von verschiedenen Firmen beziehen (s. im Anhang »Thalasso plus«).

Getrocknete Algen, meist Braun- oder Rotalgen, finden sich in Plastik eingeschweißt in den Kühlregalen von Fein- oder Naturkostläden oder in Bioläden. Manche Apotheken sind ebenfalls in der Lage, sie zu beschaffen. Legt man Wert auf hohe Qualität und überprüfte Reinheit, so kann man verschiedene Algen von hoher Güte auch direkt per Telefon z.B. beim Algenversandgroßhandel »Vita-Vision« (Adresse s. Anhang) bestellen. Die dort zu beziehenden Algen kommen teilweise direkt von Algenfarmen aus der Bretagne und aus Kanada. Die Algologin Madame Guillou hat mir bestätigt, daß die von ihr vor der bretonischen Küste gezüchteten Algen in speziellen Labors regelmäßig auf ihren Reinheitsgehalt geprüft werden und höchste Qualität aufweisen. In diesem Zusammenhang hat sie nochmals den Vorteil der getrockneten, in Plastik eingeschweißten Algen betont. Sie können im Labor ausgiebig untersucht werden, was bei den Frischalgen wegen der kurzen Haltbarkeit nicht möglich ist.

Da der Jodgehalt von Meeresgemüse erheblich schwankt (vor allem Braunalgen können Jod aus dem Meerwasser in den Zellen konzentrieren), dürfen getrocknete Algen in der BRD grundsätzlich nicht direkt als Lebensmittel verkauft werden.

Das ist der Grund, weshalb Arame und andere Algen in Naturkostläden als Gewürz oder manchmal auch als »Badezusatz« zu finden sind. Getrocknete Algen halten sich bis zu zwei Jahre lang. Das ist ein großer Vorteil, da Trockenalgen recht ergiebig sind und man meist doch nur kleine Mengen braucht. Am besten bewahrt man sie in einer dicht schließenden Dose gut vor Licht geschützt auf. Werden sie doch einmal feucht, so sollte man sie genau nach Schimmelflecken untersuchen. Sieht man nur feine, weiße kristal-

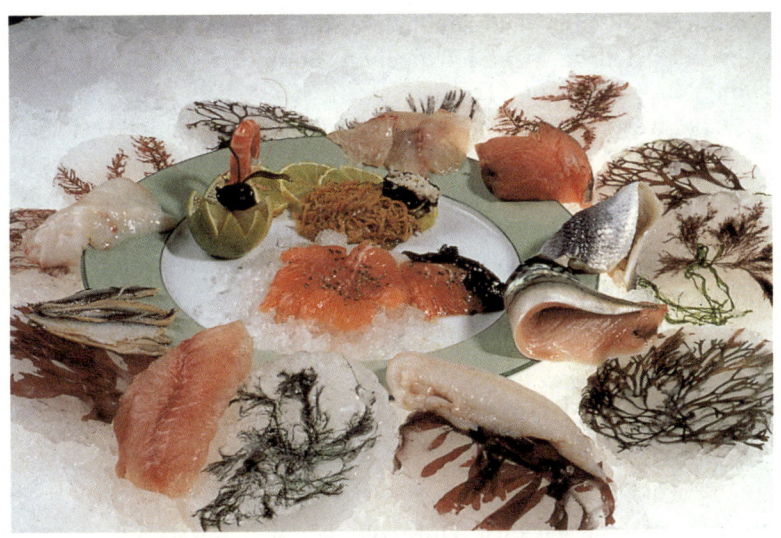

line Beläge, so ist dies lediglich Salz. Sind sie nicht von Schimmel befallen, kann man sie im Ofen bei geringer Hitze erneut trocknen.

Meeresgemüse hat in getrockneter Form eine sehr konzentrierte Menge an wertvollen Inhaltsstoffen. Daher sind bereits geringe Mengen meist schon ausreichend. Dazu kommt, daß einem der aparte Meeresgeschmack bei zu großen Mengen schnell die Lust an Algen verleiden kann. Algen sollten daher eher als Beilage in geringer Menge dienen. Dies ist besonders für »Algenanfänger« wichtig, da man anfangs doch eher zuviel auf einmal davon verspeisen will und dann schnell enttäuscht ist.

Wer das Glück hat, frische Algen zu bekommen, braucht sie nur kurz unter fließendem Wasser abzuspülen. Dann sollte man sie gut abtropfen lassen.

Getrocknete Algen sind zunächst gründlich zu waschen. Sodann sollten sie etwa fünf bis maximal zehn Minuten in kaltes oder lauwarmes Wasser eingelegt werden. Sie quellen bis zum 16fachen ihres Volumens auf. Danach kann man die Algen zerkleinern, garen, oder kurz kochen oder sie direkt verspeisen. Am besten eignen sich Algen als Salat- oder Gemüsebeilage in geringen Mengen von etwa zehn Gramm pro Person.

Grundsätzlich kann man zu allen gebräuchlichen Speisen als Gewürz oder Beilage Algen hinzugeben. Besonders beliebt sind Wakame, Nori, Arame und Dulse.

Dabei werden selten mehr als fünf Gramm (Wakame) bis zehn Gramm (Dulse oder Arame) getrockneter Algen benötigt. Dies ist in getrocknetem Zustand kaum mehr als zwei Eßlöffel. Diese werden eingeweicht, abgewaschen, abgetropft und anschließend kleingeschnitten. Dann kann man sie garen oder anbraten oder einfach roh über das Essen streuen.

Die wichtigsten Eßalgen im Überblick

Arame

Trockene Arame wird wie Holzwolle auseinandergezupft und mit einer Küchenschere oder einem scharfen Messer kleingeschnitten, eingeweicht und schließlich nach Wunsch gegart oder gekocht. Mit einem Schuß Reisessig schmeckt Arame aromatischer und zarter.

In Japan sautiert man gekochte Arame gerne mit Möhren und Tofu, während man in anderen Ländern die Arame halb gar kocht und mit Shoyu- Reisessig und Mirin würzt.

Arame schmeckt viel milder als anderes Meeresgemüse und eignet sich deshalb besonders für eine erste Kostprobe. Sie paßt gut zu allen fernöstlichen Gewürzen, zu Lauchzwiebeln, Knoblauch, Spinat und Chinakohl. Arame muß kühl, trocken und dunkel gelagert werden, dann hält sie sich monatelang; am besten füllt man sie aus der angebrochenen Packung in ein verschließbares Glas um.

Die Dulse

Die frische Dulse in einer schweren Pfanne etwa zehn Minuten lang ohne Fettzugabe rösten, bis sie ganz trocken ist; im Mörser zerdrücken und als Gewürz verwenden.

Getrocknete Dulse kann man sehr gut in Olivenöl rösten, bis sie gelblich-grün und knusprig ist. Kartoffeln dazugeben und zu pochiertem Fisch servieren. Als Beilage eignen sich geraspelte Salatgurken, Möhren, Blattsalate, Kräuter und eventuell Alfalfa-Sprossen. Die Lagerung erfolgt kühl, dunkel und trocken, wodurch die Dulse mehrere Monate haltbar ist. Frische Dulse sollte, genau wie Fisch und Meeresfrüchte, rasch verbraucht werden.

Kombu

Getrocknet sehen sich Kombu und Wakame sehr ähnlich. Nach dem Einweichen erkennt man jedoch schnell den Unterschied: Kombu wirkt wie ein dicker, brauner Streifen, Wakame entfaltet sich zu transparenten grünen Blättern. 30 Gramm getrocknetes Kombu reicht für etwa vier Portionen.

Die Kombustücke werden nicht gewaschen oder abgespült, um das Aroma nicht zu beeinträchtigen. Man reibt sie lediglich mit einem feuchten Tuch ab. Für ein besonders intensives Aroma kann man die Stücke leicht einkerben, dann wird natürliches Glutamat frei, das den Speisen noch mehr Würze gibt. Als Gewürz die Stücke trocken rösten und im Mörser zu Pulver zerstoßen. Kombu gehört zu den Grundzutaten der japanischen Küche: Rein vegetarische Brühe mit Kombu gilt als noch feiner und eleganter als die normale Brühe mit getrockneten Thunfischflocken.

Nori

Nori wird vor allem in der japanischen und chinesischen Küche benutzt. Die Japaner würzen mit den zerkrümelten Noriblättern z.B. heißen Reis. In Streifen geschnitten, dienen die Blätter als Hülle für den warmen Reis, der oft mit Umeboshi-Paste gewürzt wird. Weitere Spezialitäten sind Yaki-Nori (geröstete Blätter für Sushi), Ajitsuke-Nori (geröstet und mit Soja serviert) und Kizami-Nori (geröstete feine Streifen zum Bestreuen von Salaten).

Wakame

Getrocknete und Instant-Wakame einweichen, frische kann man gleich zubereiten. Als Salat schmeckt sie am besten mit Gurken und grünen Blattsalaten.

In Japan ißt man Gurkenscheiben mit Wakame, das Dressing ist aus Sojasauce, Salz, Zucker und Reisessig und das Ganze wird mit feinen Ingwerraspeln bestreut.

In Korea werden Rinderfiletstreifen mit Knoblauch in Sesamöl angebraten, mit Kombu-Brühe aufgegossen, Lauchzwiebelringe darin knapp gar gekocht, mit Salz, Pfeffer und Sojasauce abgeschmeckt.

Beispiele einiger schmackhafter Algenrezepte

Avocado-Champignon-Salat mit Dulse (nach Mme Guillou)

Für diese Vorspeise werden für vier Personen 10 g Dulse-Blätter (alternativ auch 5 g Wakame) sowie 2 Avocados, der Saft von 2 Zitronen, 150 g Champignons und 200 ml Olivenöl benötigt.

Die Dulse-Blätter werden zehn Minuten in Wasser eingeweicht und dann kleingeschnitten. Salatsauce aus Olivenöl, Zitronensaft, Salz und Pfeffer zubereiten. Champignons mit Algen und ausgeschnittenen Avocadowürfeln mischen und mit der Sauce würzen. Dann damit die zuvor ausgehöhlte Avocado füllen und kühl stellen.

Meeresgemüse in Blätterteig (nach Mme Guillou)

Für die warme Vorspeise für 4 Personen braucht man einen 5-g-Beutel Wakame oder 3 Eßlöffel Meeressalat. Dazu 200g Kabeljaufilet, 50 g Schalotten, 100 g Lauch, 50 g Butter, 50 ml Weißwein, 100 ml Crème fraîche, 1 Eigelb, 350 g Blätterteig.

Algen zunächst zehn Minuten in warmem Wasser quellen lassen, dann den Fisch und schließlich Gemüse und Algen in einer

Küchenmaschine zerkleinern. Anschließend Butter schmelzen, Algen und Gemüse darin zwei bis drei Minuten unter vorsichtigem Umrühren dünsten, dann Fisch hinzufügen und nochmals einige Minuten dünsten.

Weißwein hinzugießen und das Ganze einkochen lassen. Crème fraîche hinzugeben und unter ständigem Umrühren nochmals dünsten. Von der Kochstelle nehmen, Eigelb unterziehen und schließlich mit Pfeffer und Salz würzen.

Reisröhrchen mit Nori

Getrocknete Nori-Blätter in ca. drei Zentimeter lange Streifen knicken und abbrechen. Aus dem gekochten Reis kleine Röllchen formen, und z.B. Thunfisch oder Pflaumen hineinstecken. Dann die Reisröllchen mit den Nori-Streifen umwickeln und auf eine Platte legen.

Sprossen-Wakame-Salat (nach E. Fischer)

20 Zentimeter Wakamestreifen für fünf Minuten in kaltem Wasser einweichen, abgießen und abtropfen lassen und in kleine Stücke schneiden. 1 El Olivenöl erhitzen und eine feingehackte Knoblauchzehe sowie 2 EL Mandelsplitter und 150 g Mungosprossen hinzugeben und unter Rühren anbraten.

Zucchini mit Nori

3 Zucchini in Stücke schneiden und mit Meersalz bestreuen, anschließend abspülen und mit Olivenöl sautieren. Nori-Flocken und Petersilie hinzugeben.

Wakame mit Möhren

20g Wakame in grobe Stücke schneiden. Drei Tassen Möhrenscheiben in 150 ml Wasser kochen, Wakame hinzugeben und fünf bis acht Minuten schmoren lassen. Mit Shoyu abschmecken und mit Petersilie garnieren.

Irisch Moss Pudding (nach Ginglas)

Zwei Tassen Milch mit einer halben Tasse getrockneten Irish Moss Algen 30 Minuten kochen. Dann acht Teelöffel Zucker, ein Päckchen Vanillezucker und acht Teelöffel Kakaopulver zugeben, umrühren und in mehrere kleine Formen zum Abkühlen umgießen, eventuell mit Vanillesauce verfeinern.

Tee

Teemischung aus Anis, Fenchel und Melisse, dazu zwei Scheiben Orange, zwei Blätter Zitronenmelisse, einen halben Teelöffel Spirulina.

Fruchtgetränk

Einen gehäuften Teelöffel Spirulina-Extrakt in ein großes Glas Ananas- oder Papaya-Fruchtsaft geben.

Kapitel 7
Mehr als Algen

Man muß die Wüste durchqueren und in ihr verweilen, um die Gnade Gottes zu empfangen. Dort treibt man alles aus sich heraus, was nicht Gott ist. Die Seele braucht diese Stille, diese Sammlung, dieses Vergessen alles Geschaffenen.

Graf Dürkheim

Wie man die Heilkraft des Meeres noch verstärken kann

Um die spirituelle Kraft der Algen in ihrer vollen Wirkung zu fühlen, bedarf es mehr, als sie nur einzunehmen. Im Idealfall befreit man sich für einen gewissen Zeitraum von allen »Unfreiheiten«, Zwängen und materiellen Verflechtungen. Ein Urlaub kann dazu bereits ausreichen. Bei einer lebensbedrohenden Krankheit sollte jedoch über einen längeren Ausstieg aus einer belastenden Umgebung nachgedacht werden. Ähnlich dem Verhalten vieler Tiere, die sich bei Krankheit aus der sozialen Gemeinschaft lösen, um in der Einsamkeit ihre Wunden zu lecken und neue Kräfte zu sammeln, so spricht vieles dafür, daß auch beim Menschen ein immenser heilender Effekt von der Stille in der Zurückgezogenheit ausgeht.

Getrieben von den Zwängen des Alltags, überschwemmt von einer Springflut an Worten, Informationen und Gedanken, überschallt vom Lärm unserer Umwelt werden wir zunehmend taub für das, was in uns selbst vorgeht. Wir rasen durch das Leben und vergessen dabei unsere Seele, die mit größter Mühe hinter uns herkeucht. Was uns fehlt, sind von Zeit zu Zeit lebensnotwendige Inseln der Stille und Kontemplation, die es uns ermöglichen, einmal stehenzubleiben, um unsere Seele wieder in uns aufzunehmen und in Kontakt mit ihr zu treten. Nur in Phasen der Abgeschiedenheit und Ruhe ist es uns möglich, unser Selbst wiederzufinden und damit die Einheit zu unserem göttlichen Ursprung wiederherzustellen, idealerweise innerhalb und direkt eingebunden in die Natur.

Wir wissen, daß kein Mensch auf Dauer ohne Freude und bewußtes Wohlbefinden leben kann. Dies ist jedoch nur möglich, wenn es uns gelingt, uns von der seelischen Unrast und dem egoistischen Drang zu befreien, in der Arena des Lebens ständig eine bedeutende Rolle spielen zu müssen, und wir unser Herz der Stille öffnen.

Es ist gut vorstellbar, daß der Mensch grundsätzlich in der Lage ist, sich in der Einsamkeit und Verbundenheit mit der Natur aus eigener natürlicher Kraft heraus selbst von jeder Krankheit (sofern diese den Körper nicht schon hoffnungslos überrollt hat) zu heilen. Dabei spielen die Fähigkeit zur Ausführung meditativer Techniken und ein gewisses philosophisches Grundwissen eine außerordentlich wichtige Rolle. Wichtig ist auch die Loslösung von materiellen Zwängen, belastenden sozialen Kontakten und von schuldhaften Klammern an vergangene Ereignisse. Das Zurücklassen der krankheitsauslösenden Faktoren ist der wohl entscheidende Schritt für einen gesundheitsfördernden Neuanfang.

So wie ein Urlaub fast immer Befindungsstörungen und Syndrome durch Orts- und Situationswechsel zum Verschwinden bringt, kann ein länger dauernder Rückzug in die Einsamkeit der Natur krankheitsauflösend und damit tiefgreifend heilungsfördernd wirken.

Besonders bei lebensbedrohenden Krankheiten sollte spätestens ab einem gewissen Krankheitsstadium nach entsprechender Vorbereitung über einen zeitweisen Ausstieg aus einem krankmachenden Lebensumfeld nachgedacht werden. Es geht um nicht mehr und nicht weniger als um die Rettung des eigenen Lebens. Wer wie die meisten von uns nicht die Möglichkeit hat, einen zeitweiligen Ausstieg in die Einsamkeit zu vollziehen, sollte dennoch nichts unversucht lassen, um sich eine gewisse innere Ruhe und Stille selbst zu erschaffen. Inneren Frieden, Harmonie und Stabilität kann man erreichen durch regelmäßiges Training. Nicht von heute auf morgen, aber langsam, Schritt für Schritt lassen sich Techniken einüben, mit denen es gelingt, in neue Dimensionen des Friedens und des Wohlbefindens vorzustoßen.

Entspannungsübungen

Der Geist, der an nichts haftet, wird weit wie der Himmel, an dem die Wolken vorbeiziehen. Eine große innere Freiheit verwirklicht sich.
Laotse

Meditation

Durch eine Vielzahl unterschiedlicher Körper- und Atemtechniken lassen sich innere Kraftquellen anzapfen, außergewöhnliche Emotionsebenen kennenlernen und neue Dimensionen des Bewußtseins erschließen. Die Techniken sind je nach Zielsetzung recht unterschiedlich, jedoch ist das Ziel immer wieder dasselbe: Meditation, d.h. eine zeitlich begrenzte gedankliche Ablösung von der Umgebung, das Loslassen des Alltags und das Sichversenken in die eigene Individualität.

In der Meditation beruhigt sich der unaufhörlich arbeitende Verstand, und wir werden empfänglich für die angenehmen Schwingungen der Stille. Je mehr wir in uns selbst vorstoßen und neue Bereiche unseres Ichs entdecken, desto stärker fühlen wir unsere Verbundenheit und Einheit mit der Natur. Wir nähern uns in der Meditation unserem tiefsten Ich, dem Zentrum aller Kraft und allen Glücks. Makro- und Mikrokosmos sind identisch aufgebaut. Antworten auf Fragen über den Makrokosmos finden wir bei der Erforschung des Mikrokosmos. Je tiefer wir in uns selbst vorstoßen, desto näher kommen wir auch der treibenden Kraft, die uns erschaffen hat, und die uns nach Fortentwicklung und Reifung streben läßt.

Die Ursache der Schöpfung, Gott, das Universum, der Kosmos (= Ordnung) – auf alle Fragen wartet in uns selbst die Antwort. Bereits in jedem Gen, in jeder Zelle befindet sich die Information für das Ganze, für die All-Einheit. Nutzen wir unser »Selbst« und die in uns vorhandene Kraftquelle, so können wir uns jederzeit mit neuer Energie aufladen.

Indem wir über die Meditation ein erweitertes Bewußtsein für unsere körperlichen und emotionellen Funktionen entwickeln, stärken wir die Kraft unserer Intuition. Die Intuition ist die eigentliche Quelle des Fortschritts und der Weiterentwicklung. Es ist die Stimme der Natur, der Schöpfung, aus ihr sprudelt unser natürliches Wissen, sie ist die eigentliche Kraft, die uns zum Guten lenkt. Nutzen wir diese Quelle, so sind wir eins mit der Natur und handeln in ihrem Sinne. Damit gelingt es uns, Entscheidungen tugendhafter, vernünftiger und im göttlichen Sinne »richtiger« zu treffen. So wird es uns möglich, besonders in Extremsituationen ungeahnte innere Kräfte zu wecken und diese psychisch wie physisch umzusetzen. Erkennen wir diese Zusammenhänge, so finden wir zu einer Ausstrahlung, die geprägt ist von innerem Frieden und Glück. Dies sind Zeichen eines Lebens in Harmonie mit der Natur. Diese Harmonie wird sich schnell auch um uns herum ausbreiten. Damit werden sich automatisch die Beziehungen zu anderen Menschen positiv verändern, und neue Menschen, die sich in ähnlicher Weise weiterentwickeln, werden sich von uns angezogen fühlen.

Es gibt verschiedene Formen der Meditation, deren Schwerpunkte unterschiedlich gelegt sind. Allen gemeinsam ist das Bemühen, das Uhrwerk der Gedanken weitestgehend abzuschalten, um Zugang zu tieferen Bewußtseinsebenen zu erlangen.

Za-Zen
Tiefenentspannung selbstvergnüglich »ersitzen«

Zen bietet eine Reise zur Quelle des Ichs, die es ermöglicht, sich der geistigen Beeinflussung bewußt zu werden, die die gesellschaftlichen Lebensbedingungen geschaffen haben. Das Ziel ist ein reines Bewußtsein, das es ermöglicht, in dem Moment zu leben, in dem das Leben stattfindet, im Hier und Jetzt. Den Augenblick achtsam wahrzunehmen und ihn voller Aufmerksamkeit und Freude dankbar zu genießen – dies lehrt Zen.

Zen bedeutet auch Dienst an der Gemeinschaft, Leben mit- und füreinander, Leben ohne Trennung zwischen materieller und geistiger Welt.

Die Technik des Za-Zen
Man sitzt mit gekreuzten Beinen auf einem ca. 15 bis 20 Zentimeter dicken Kissen, die Knie drücken gegen den Boden, der Rücken ist kerzengerade, das Kinn leicht zurückgezogen. Den Blick läßt man etwa einen Meter vor sich auf dem Boden ruhen. Die linke Hand liegt in der rechten Hand unterhalb des Bauchnabels, so daß die Handkanten den Unterbauch berühren. Die Atmung ist ruhig, man läßt sie strömen, ohne sie zurückzuhalten. Man konzentriert sich lediglich auf die korrekte Sitzhaltung und darauf, die Atmung bis zu maximaler Tiefe langsam und durch die Nase durchzuführen. Die Einatmung ist tief, aber schneller als die Ausatmung. Wie Wolken läßt man die Gedanken vorbeifliegen, ohne sie festzuhalten, bis sich der Himmel mehr und mehr aufklart und Gedanken, Sorgen und Anhaftungen uns nicht mehr beherrschen.

Diese Gefühle des Losgelöstseins und der unbeschränkten Freiheit verleihen nach und nach ein neues Lebensgefühl und ein neues, gelasseneres Umgehen mit dem Tag und dem Augenblick.

Kum Nye – Selbstmassage des Energiekörpers

Was für die Menschen des östlichen Kulturkreises selbstverständlich ist, fällt uns unaufhörlich denkenden Menschen im Westen außerordentlich schwer. Ruhig zu sitzen, nichts zu tun und dabei auch nichts zu denken, ist eine der schwersten Übungen überhaupt. Gleich einem Kreuzfeuer stürmen jede Sekunde Gedanken auf uns ein, die sich mit der Vergangenheit befassen, mit der Zukunft oder der Bewertung der Gegenwart.

Tarthang Tulku, ein hoher tibetischer Lama, führte »Kum Nye« im Westen ein. Kum Nye ist eine modifizierte und gekürzte Zusammenstellung aus mehreren hundert Übungen, die im tibetischen Buddhismus zur Vorbereitung auf eine tiefer gehende Meditationspraxis dienen.

Die Sitzhaltung ist, wie in der Meditation üblich, der Halblotossitz oder für den Ungeübten der einfache Schneidersitz. Um den Gedankenstrom einzuschränken, erfolgt als nächstes die Konzentration auf die Atmung: man stellt sich vor, den Atem im ganzen Körper umherzuschicken und mit seiner Hilfe Verspannungen von innen heraus zu massieren. Der Atem soll in Gedanken durch die Muskeln des Körpers fließen und diese dabei in zunehmendem Maße entspannen.

Diese und ähnliche Übungen haben zum Ziel, ein inneres Gleichgewicht herzustellen zwischen dem Körper, den Sinnen und den Emotionen.

Die langsame Behutsamkeit und Allmählichkeit und die Kontinuität der Bewegungen stellen einen Gegensatz zu der Art und Weise dar, wie wir normalerweise durch unser Leben von Termin zu Termin hetzen. Eingebunden in innere und äußere Zwänge, ständig darauf bedacht, etwas zu erreichen oder zu »vermeiden«, vollzieht sich unser Alltagsleben zumeist in wilden Bocksprüngen.

Meditieren Sie mindestens einmal am Tag für möglichst 15 bis 30 Minuten. Falls Sie dafür nicht die Ruhe finden, kann ich Ihnen drei Formen von »Bewegungsmeditationen« empfehlen:

T'ai Chi Ch'uan

Es war einmal vor langer Zeit, da saß ein Mensch auf dem Gipfel eines Berges, irgendwo, in einem beliebigen Teil der Welt und beobachtete still die Natur. Er fühlte sich so beseelt von den natürlichen Bewegungen der Welt um sich herum, daß er spontan zu tanzen begann, indem er all jene Elemente der Natur, die er leicht erfassen konnte, in ihren Bewegungen nachahmte. Er öffnete sich vollkommen den Kräften der Natur – er wurde eins mit ihnen: Himmel, Erde, Feuer, Wasser, Bäume, Blumen, Wind, Vögel, Fische und Schmetterlinge.

Sein Tanz beglückte ihn so sehr, daß sein ganzes Wesen sich auf das vollkommenste verwandelte. Erfüllt von einem überströmenden Glücksgefühl, gab er jeder Bewegungsfolge einen poetischen Namen: »Der weiße Kranich schlägt mit seinen glänzenden Flügeln«, »Hin- und herwogende Wolkenhände«, »Goldene Vögel balancieren auf einem Bein«, »Umarme den Tiger und kehre zum Berg zurück« usw.

Beim T'ai Chi Ch'uan oder kurz Tai ji handelt es sich um eine Bewegungskunst, die ihren Ursprung in China hat und dort noch heute jeden Morgen von einem Großteil der Bevölkerung praktiziert wird, um den Körper in Ruhe auf den Tag einzustimmen.

Die in China heute noch aktuelle Form des sogenannten Peking Tai ji hat 24 Hauptsequenzen von in Zeitlupe durchzuführenden Kampfkunstbewegungen, die sich auf einen imaginären Partner beziehen (auch als Schattenboxen bekannt). Durch die Übungen werden Aufmerksamkeit, Wachheit und Selbstwahrnehmungsfähigkeit genauso geübt wie rein körperliche, heilgymnastikähnliche Bewegungsabläufe. Daneben kommt es zu einer Beruhigung verschiedener Körperfunktionskreisläufe, zu Muskel- und Atemwegsentspannungen, zu Blutdrucknormalisierung und zu psychischer Harmonie und Stärke.

Qi Gong

...wer das Qi zu führen weiß, nährt im Innern seinen Körper und wehrt nach außen hin schädigende Einflüsse ab.
Chinesische Weisheit

Die in China über viele Jahrtausende geheimgehaltene »Kunst zur Steuerung der Vitalenergie Qi« erlebte in den letzten zehn Jahren durch ihre gesundheitsfördernde Wirkung einen rasanten Aufschwung. Wissenschaftliche Untersuchungen haben inzwischen folgende Heilwirkungen des Qi Gong (= Übung des Atems) nachgewiesen:

- Stärkung des Immunsystems sowie des Kreislaufs und des Nervensystems,
- Verlangsamung der Atem- und Herzfrequenz,
- Blutdruckregulierung,
- Streßabbau und Beruhigung

Qi Gong ist also eine Form der Selbstheilung, die vor allem auf Konzentration und Selbstdisziplin beruht, unterstützt von gezielten Bewegungen, Atemübungen und Visualisierungstechniken. Es kann in jedem Alter erlernt und mit individueller Gestaltung geübt werden. Durch langsames und beharrliches Üben wirkt es auf körperliche und geistige Muster ein, so daß alte Gewohnheiten bewußter wahrgenommen und einer Korrektur unterzogen werden können. So werden Körper und Geist trainiert, um in Zeiten höchster Streßbelastung tiefgreifend entspannen und abschalten zu können. Durch Qi Gong wird der Körper zudem eingestimmt auf die natürlichen Schwingungen des Kosmos, was zu Ruhe, Gelassenheit und Schicksalsvertrauen führt.

Yoga und die Fünf Tibeter

Yoga ist ein jahrtausendealtes Übungssystem zur Verbesserung körperlicher, emotionaler, mentaler und spiritueller Funktionskreisläufe mit dem Ziel, zu einem gesunden, erfüllten, beglückenden und friedvollen Leben zu finden.

Der Körper wird durch gezielte Yogahaltungen, deren Achse die Wirbelsäule bildet, in eine neue bzw. in seine ursprüngliche »Ordnung« gebracht. Unterstützend wirken dabei Atemübungen, die zu einer geschärften Wachheit und Aufmerksamkeit des Geistes führen. Neben Körper- und Atemübungen gehören Konzentrations- und Meditationsübungen zur Weiterentwicklung des individuellen Erkenntnisprozesses ebenso zu den Grundsätzen des Yoga wie tugendhafte Verhaltensregeln, soziales Engagement und liebevolle Hingabe zu allen Lebewesen.

Die Fünf Tibeter

Hierbei handelt es sich um fünf Yogaübungen, die aus dem Hatha Yoga abgeleitet wurden und die, wie Peter Kelder in seinem Bestseller-Buch, »Die Fünf Tibeter« schreibt, vor langen Zeiten in den Klöstern des Himalaja praktiziert worden sind. Die regelmäßige, tägliche Durchführung dieser Übungen verspricht nach Kelder inneren Frieden, Ausgeglichenheit, heitere Gelassenheit, entspanntes jugendliches Aussehen sowie strahlende Gesundheit. Diese Wirkung wird erzielt durch die Lösung von Energieblockaden und die Entstehung eines gleichmäßigen Energieflusses zwischen den sieben Chakren des Menschen. Die Durchführung dieser Übungen ist einfach, problemlos in den Alltag integrierbar und für jedermann leicht erlernbar.

Es empfiehlt sich, jede dieser Übungen im Durchschnitt zwölfmal, maximal jedoch 21mal, zu machen. Die einzelnen Bewegungen sollen langsam, harmonisch und im gleichmäßigen Fluß mit der Atmung vollzogen werden.

»Die Fünf Tibeter« können als eine Art »Reinigungsritus« nach einigen lockeren Gymnastik- und Dehnübungen durchgeführt werden. Anschließend sind Körper, Geist und Seele soweit aufeinander harmonisch abgestimmt und derart »im Fluß«, daß nun die optimalen Voraussetzungen für eine anschließende Meditation bestehen.

Bemerkung: Die regelmäßige Durchführung der »Fünf Tibeter« ist für jedermann grundsätzlich wegen der Einfachheit der Übungen und der sehr hohen Effizienz sehr zu empfehlen.

Praktische Tips für mehr Gesundheit und Lebenskraft

1. Bewegung
- täglich morgens zehn Minuten Gymnastik oder die »Fünf Tibeter« am offenen Fenster,
- abends 30 Minuten Sport oder ein mindestens einstündiger Spaziergang,
- falls möglich, eine der Bewegunsmeditationen regelmäßig ausführen.

2. Ernährung
Neben regelmäßigen Algenbeilagen als Nahrungsergänzung sollte Ihre Nahrung möglichst frisch und vollwertig sein.

Vollkornbrot, Müsli, Milch, Joghurt, frisches Obst, Gemüse und Salate sind eine optimale Ernährungsgrundlage. Auf dieser Basis können Sie auch einmal über die Stränge schlagen.
- Trinken Sie zwei bis drei Liter Flüssigkeit täglich.
- Essen Sie Fleisch oder Wurst, höchstens einmal pro Woche.
- Essen Sie nie ohne Hunger oder in Eile.
- Kauen Sie gut und essen Sie langsam.

3. Naturfaktoren
Härten Sie sich ab und stärken Sie Ihr Immunsystem durch kaltes Duschen, Sauna, frische Luft und Sonne.

4. Freizeit / Kultur /Erholung / Schlaf
Zeit ist ein kostbares Gut, das man nicht verschwenden sollte. Nutzen Sie die Zeit zum Lernen und zur Weiterentwicklung oder zur körperlichen oder geistigen Erholung. Tun Sie Dinge, die Ihnen Spaß machen und amüsieren Sie sich, so wie Sie es gerne mögen. Sorgen Sie für ausreichenden, regelmäßigen Schlaf, der möglichst immer vor Mitternacht beginnen sollte.

5. Lachen – zur Not gibt es bestimmt mehr als einen Grund, auch einmal über sich selbst zu lachen.

6. Befreien Sie sich von Sorgen und Ängsten

> *Ich bin zutiefst der Überzeugung, daß wir alle zusammen eine neue Spiritualität finden müssen. Dieses neue Konzept muß parallel zu allen bestehenden Religionen entwickelt werden, damit alle guten Menschen daran teilnehmen können. Dieses Konzept muß mit Hilfe der Wissenschaft in die Welt gebracht werden. Es könnte uns zur Manifestation einer säkularen Moral verhelfen – etwas, wonach wir alle suchen.* Dalai Lama

Räumen Sie innerlich auf, schaffen Sie in sich Ordnung, Frieden und Ruhe, damit sich ein intensives Gefühl von Freiheit und Gelassenheit entwickeln kann.

Sortieren Sie die wirklich wichtigen Fragen, die sie unbewußt beschäftigen:

- Wo stehe ich im Leben?
- Wie stehe ich dort, wo ich stehe?
- Ist dies der Platz, an dem ich immer stehen wollte?
- Was kann ich tun, um dorthin zu kommen?
- Was will ich wirklich?

Nehmen Sie sich vor, tugendhaft und mit einem großen, offenen, mit Liebe gefüllten Herzen durch den Tag zu gehen.

Leben Sie mit diesem Gefühl den Augenblick, denn nur der Augenblick ist die Zeit, in der das Leben wirklich stattfindet: hier und jetzt. Gelingt es Ihnen, den Augenblick in seiner vollen Schönheit aufmerksam und intensiv »einzufangen«, gewinnt Ihr Leben in vielfacher Weise an Farbe und Schönheit.

- Denken Sie in allen Lebenslagen positiv und geizen Sie nicht mit positiven Gedanken an Menschen, die diese brauchen.
- Tun Sie mehrere gute Taten pro Tag und begegnen Sie anderen Menschen mit Liebe und Güte: »Es gibt nichts Gutes, außer man tut es.«
- Bedenken Sie immer: Die Qualität Ihrer Gedanken bestimmt die Qualität Ihres täglichen Erlebens.
- Beachten Sie die Stimme Ihrer Intuition und vertrauen Sie ihr, sie wird Ihnen in allen schwierigen Lebenslagen den richtigen Weg weisen, wenn Sie ihr nur die Gelegenheit dazu geben, sich Gehör zu verschaffen (z. B. in der Meditation).
- Was Sie sich mit Ihren Gedanken nicht vorstellen können, werden Sie auch niemals besitzen (wer klein denkt, bleibt klein).

7. Entspannung für Körper Geist und Seele
Meditieren Sie oft.

Homöopathie, Homotoxikologie und Thalasso-Therapie

Die vielfältigen Anwendungsmöglichkeiten der Thalasso-Therapie zur Entgiftung und Regeneration des Körpers lassen sich optimal kombinieren mit homöopatischen und homotoxikologischen Therapieformen, die gezielt Stoffwechselstörungen beseitigen können.

Der grundlegende Gedanke der Homotoxinlehre (*homo* = Mensch, *toxin* = Gift) besteht darin, daß alle Lebensäußerungen physiologischer oder pathologischer Art durch den Ablauf chemisch faßbarer Vorgänge hervorgerufen und somit den Gesetzen der Chemie unterworfen sind.

Nach Prof. Reckeweg, dem »Erfinder« dieser Lehre, kann man davon ausgehen, daß sich jeder Organismus in einem Fließgleichgewicht befindet. Unterschiedliche Stoffe, darunter auch Gifte, werden tagtäglich vom Körper mit der Nahrung aufgenommen, in den Stoffwechsel integriert und wieder ausgeschieden. Wenn dabei Gifte (Homotoxine) den Körper überschwemmen oder der Körper auf Grund einer Stoffwechselstörung Gifte nicht aussscheiden kann, wird das Fließgleichgewicht gestört. Der Organismus reagiert auf diese Giftbelastung mit Gesundheitsstörungen (Krankheit). Nach der Homotoxinlehre sind all jene Vorgänge, Zustandsbilder und Erscheinungen, die wir als Gesundheitsstörungen bezeichnen, der Ausdruck dessen, daß der Körper mit Giften kämpft und daß er diese Gifte unschädlich machen und ausscheiden will.

Gesundheit ist somit auch als das Freisein von Homotoxinen oder Homotoxinschädigungen zu verstehen. Ziel einer antihomotoxischen Therapie mit homöopatisch aufgearbeiteten Tinkturen ist daher in erster Linie die Entgiftung bzw. die Beseitigung von Giftschäden. Zu diesem Zweck wird nach gründlicher, ganzheitlicher Untersuchung des Patienten ein homöopathisches Medikament ausgewählt, das die Giftabwehrmechanismen des Körpers stimuliert. Die krankmachenden Gifte werden somit neutralisiert und ausgeschieden.

Die Kombination von meeresbiologischer Anwendung und homöopathischen Arzneimitteln gesondert oder als Beimischung, z.B. zu Algenpackungen, Algendrinks und Algeneinreibungen, zeigt sich als außerordentlich wirksam.

Patienten berichten

Patient 1
Heute schreibe ich Ihnen, weil ich möchte, daß Sie erfahren, daß es mir seit einiger Zeit dank der von Ihnen verordneten Algen wieder sehr gutgeht. Wie Sie sicher noch wissen, ging es mir die letzten vier Jahre gesundheitlich sehr schlecht. Ich litt unter sehr starken Depressionen, nahm immer mehr an Gewicht zu, bekam Hautaus-

schläge und fühlte mich überaus unglücklich. Schließlich landete ich in der Hautklinik der Universität Hannover wegen eines unerklärlichen, schwer juckenden Ausschlags am ganzen Körper, der durch nichts wegging. Hinter mir lag bereits eine unendliche Arzt-Odyssee. Keiner konnte mir helfen. Ich war mittlerweile so verzweifelt, daß ich, obwohl früher immer lebenslustig, daran dachte, meinem Leben ein Ende zu setzen, sollte sich mein Zustand nicht bald bessern. Es war einfach schrecklich. Ein Naturheilarzt machte schließlich eine umweltmedizinische Analyse meines Blutes und meines Speichels.

Dabei kam heraus, daß ich eine Quecksilbervergiftung durch Amalgamplomben hatte. Die Plomben wurden entfernt; sogar unter einigen Goldbrücken fand sich Amalgam. Zur Entgiftung verordnete mir mein Arzt daraufhin Braunalgenkapseln. Über einen Zeitraum von zwei Monaten nahm ich täglich drei Kapseln. Und es ist wirklich ein Wunder geschehen. Ich habe 15 Kilo abgenommen und fühle mich wieder lebenslustig und fröhlich. Ich habe auch keinerlei Hautprobleme mehr. Ich wünsche mir, daß in Zukunft noch viele Menschen in den Genuß dieser wunderbaren Algenwirkung kommen und daß noch mehr Ärzte den Mut haben, neue Wege zu gehen.

P.B. aus Bielefeld

Patient 2
Seit drei Monaten nehme ich jetzt Braunalgenkapseln ein, und ich muß sagen, daß ich sehr zufrieden bin. Ich litt seit vielen Jahren an einer Schilddrüsenunterfunktion. Ich nahm an Gewicht zu, war unausgeglichen, träge und lustlos. Obwohl ich oft sehr erschöpft war, konnte ich nachts nicht schlafen. Da die schulmedizinischen Untersuchungen sonst keine Krankheit ergaben, ich aber auch keine Hormone einnehmen wollte, verließ ich mich auf den Rat eines Naturheilarztes, der mir Braunalgentabletten empfahl. So nahm ich über zwei Monate zwei Kapseln Neomed pro Tag. Es war einfach fantastisch: Schon nach zwei Wochen merkte ich, wie es mir von Tag zu Tag besserging. Inzwischen sind zwei Monate vergangen, und ich fühle mich wieder topfit. Ich vermute, daß ich einen unentdeckten Jodmangel hatte. Durch die Algen wurde das Joddefizit

ausgeglichen, und die Schilddrüse konnte wieder richtig arbeiten. Die vielen in den Algentabletten enthaltenen Vitamine und Mineralien taten ihr übriges, um mich wieder zu stärken. Hoffentlich finden Algen bald mehr Verbreitung. Ich glaube, daß wir sie alle gut brauchen können, um gesund und tatkräftig sein zu können.
K. E. Rinteln

Patient 3
Im Jahr 1985 wurde bei mir in der MHH (Medizinische Hochschule Hannover) die Diagnose multiple Sklerose gestellt. Diese machte sich bemerkbar mit Geh- und Gleichgewichtsstörungen. In den folgenden Jahren kam es zu einer schleichenden Verschlechterung meines Zustandes. Sogar meine Hör- und Sehfähigkeit nahmen ab. Selbst hochdosierte Cortisonspritzen brachten keinerlei Besserung. Inzwischen nehme ich seit 1996 eine Kombination aus Braunalgenkapseln und Spirulina ein. Seitdem geht es mir deutlich besser. Ich bin belastbarer und ausgeglichener. Meine Verdauung funktioniert besser, ich kann etwas besser sehen und kann mich deutlich besser konzentrieren als vorher. Ich habe das Gefühl, daß der Krankheitsprozeß seit einem Jahr nicht mehr fortschreitet.

Ich würde alles darum geben, wenn es so bliebe.
H. T. Holzminden

Über den Autor

Der Autor Dr. Ingfried Hobert wurde am 30.11.1960 in Rotenburg an der Fulda geboren. Nach Abschluß seines Medizinstudiums im Frühjahr 1986 promovierte er über den Einfluß von unterschiedlichen Ballaststoffdiäten auf den Verdauungsstoffwechsel.

Nach vorübergehender Praxistätigkeit in Portugal arbeitete er als Truppenarzt in einem Fallschirmjägerbataillon. Danach folgten vier Jahre Tätigkeit in verschiedenen Kliniken, wo er sich umfangreiche Kenntnisse auf den Gebieten der Intensiv- und Notfallmedizin, Allgemein- und Unfallchirurgie, Hals-Nasen-Ohrenheilkunde sowie Inneren Medizin (insbesondere Onkologie und Kardiologie) aneignete. Aufbauend auf seiner schulmedizinischen Ausbildung beschäftigt er sich seit vielen Jahren mit Naturphilosophie und traditionellen Heilweisen fremder Kulturkreise. Neben der traditionellen chinesischen und tibetischen Medizin gilt sein besonderes Interesse den mystischen und schamanischen Heilmethoden von Hawaii, der Pazifikregion und Australiens.

Vor seiner Niederlassung in Steinhude arbeitete er als stellvertretender Leiter des »Wiedemann Zentrums für Naturheilkunde und Ganzheitsmedizin« auf Gran Canaria.

Seit 1992 praktiziert Dr. Hobert als Arzt für Allgemeinmedizin mit dem Schwerpunkt »Naturheilverfahren« und »Umweltmedizin« in eigener Praxis im Ferienort Steinhude am Steinhuder Meer.

Dort wendet er seit vielen Jahren erfolgreich thalasso-therapeutische Verfahren an.

Wichtige Adressen

Beratungsstelle für Biologische Heilverfahren:

»Arbeitskreis zur Erforschung und Förderung traditioneller Heilweisen«
e-mail:dr.hobert@t-online.de

Hier werden auf Anfrage vom Autor persönlich Fragen beantwortet und günstige Algenanbieter empfohlen sowie kostensparende Rabatte weltweit vermittelt.

Dr. Hobert
Ostenmeer 37
D-31515 Steinhude
Fax: 05033/911879
Internet: http://www.ncc-han.com/alternative-medizin

Herstelleradressen von Algenprodukten:

»Vita-Vision« Algenversand
Graf Wilhelm Straße 14
31515 Wunstorf 2
Tel/Fax: 05033/8185
e-mail: WernerBee@aol.com
http://www.vita-vision.de

Hier werden alle in diesem Buch erwähnten Algen zu günstigen Preisen angeboten.

Für den Bezug von Algenkomplexpräparaten, Frischalgen und Algenkosmetika bietet sich zusätzlich die Firma
»Thalasso plus«
Kaiserstr.7
66111 Saarbrücken
an.

Weitere Spezialalgenanbieter sind:

Neomed, Seesteig 3, 23821 Rohlstorf
Hau/ Sanatur: Sanatur GmbH, 78224 Singen
Biomaris, Postfach 150173, 28091 Bremen

Green Valley, Grüntaler Str. 56, 13359 Berlin
Positive Produkte, Von Axen Str. 9, 22083 Hamburg
Kneipp Cure, P.O.Box 755,Dapto NSW 2530, Australien
(Algen, Australische Buschblüten, Papaja- und Guavaextrakte)

Thalasso-Therapiezentren:

Deutschland
Thalasso Farm
Steigenberger Badischer Hof
Lange Str. 47
76530 Baden-Baden

Karibik
Pillar Rock Spa,
Health and Seawater Center,
Johan Plaisier
P.O. Box 2639, St. Johns
Antigua (West Indies)
Tel.direkt: 001-268-463-0444

(Intensive und äußerst liebevolle, individuelle Patientenbetreuung, begleitende spirituelle Therapien, große Heilerfolge, Johan gibt jedermann über Telefon gerne ausführlich Auskunft.)

Frankreich
Thalass-Sante »Douarnenez«
29175 Douarnenez Cedex
B.P. 4 Treboul
(Qualitativ hochwertige Produkte, professionelle Betreuung, besonders zu empfehlen bei Sportverletzungen, schweren Erkrankungen des Bewegungsapparats, OP-Nachsorge)

Institut Marin Rockroum, Roscoff
290681 Roscoff
Avenue Victor Hugo,, B.P. 28

Die Methode Thalasso Medi-Therme®

Als Ergebnis einer langen Praxisarbeit entstand ein Konzept, das sich mit der Behandlung von Ursachen gesundheitlicher Befindlichkeitsstörungen, mit der Anleitung und Begleitung erforderlicher oder angeratener Verhaltensänderungen im Alltag und mit individueller Pflegebehandlung abgestimmt auf die jeweiligen Erfordernisse und Bedürfnisse, mit der wichtigen wechselseitigen

Ergänzung von Ernährung, meeresbiologischer Anwendung und kosmetischer Pflege befaßt.

Das medizinische, das regenerative, aber auch das kosmetische Dienstleistungsangebot macht den Genesungs- und Regenerationsprozeß zu einem bewußt erlebbaren Vorgang.

Derzeit findet die Methode »*Thalasso Medi-Therme*®« ausschließliche Anwendung in der

Thalasso Medi-Therme
21271 Asendorf/Nordheide,
im Ringhotel »Zur Heidschnucke«, Zum Auetal 14,
Tel. 04183/791973, Fax 04183/791975.
Thalasso Medi-Therme Lohme/Rügen(ab Sommer 2000)
Thalasso Service Deutschland
0800-976 976 9

Algenfarm in Indien

Der »*Arbeitskreis zur Erforschung und Förderung traditioneller Heilweisen*« hat die immensen Potentiale eines weltweit intensivierten Algenanbaus erkannt. Mit Hilfe von Spendengeldern plant der Arbeitskreis, im Jahr 2000 in einer exiltibetischen Kolonie im Süden Indiens eine Spirulina-Farm zu errichten.

Auskünfte über:

Dr. med. Ingfried Hobert
Ostenmeer 37
31515 Steinhude
Fax: 05033/ 911879
e-mail: dr.hobert@t-online.de

Literatur

Abrams, Karl: Algae to the Rescue. Everything you need to know about Nutritional Blue-Green Algae, Logan House Publications 1996

Al bitskaya, O. N.: Characterization of the protein product from the Spirulina platensis biomass, Prikladnaya Biokhimiya i.B.Mikrobiologiya 15, 751–4

Anusuya Devi: Hypocholesterolic effect of the blue-green alga Spirulina in albino rats. Nutrition reports international, 28, 519

Babu, M.: Evaluation of Chemoprevention of oral Cancer with Spirulina fusiformis, Nutrition and cancer 1995 V.24 No 2 s. 197–202

Belay, A.: Current Knowledge on Potential Health Benefits of Spirulina, Journal of Applied Phycology 5, s. 235–241 (1993)

Boyd, M.R.,et al (1989): Aids anti-viral sulfolipids from cyanobacteria (bluegreen algae). Journal of the National Cancer Institute 81 (16) 1254.

Carmichael, Wayne: Cyanobakterielle Toxine, Spektrum der Wissenschaft, 3/1994

Cousens, Gabriel: Microalgae.First und Finest Superfood. Body Mind Spirit 1995

Church, F: Antithrombin activity of fudoidan, The Journal of biological chemistry vol 264, No 6 s. 3618–3623 (1989)

Doual, T.: Unesco Courier, Mai 1993

D. Rio, S.: Antitumor and proliferative effect of fucan extracted from ascophyllum nodosum against a non small cell bronchopulmonary carcinoma line, Anticancer Research 16(3A) s. 1213–8 (1996)

Evets L.8. et al Grodenski State Medical University, January 15, 1994 Ruuian Federation Committee of Patents and Trade, Patent Number: (1 9) RU (1 1) 2005486 C 1 (51) 5 A 6 1 K3 5/80. Means to Normalize the levels of IgG By Spirulina

Fox, Ripley D: (February 1985) »Spirulina, The Algae that can End Malnutrition.«The Futurist

Fox, Ripley D.(1987): »Spirulina,Real Aid to Development.« In: The Twelfth International Seaweed Symposium, edited by M.A. Ragan and C.J. Bird. Hydrobiologia 151/152:95–97.

Fukino H., Takagi Y., Yamane Y., Eisei Kagaku 36: 5.,1990. Effect of Spiruling Platensis on the renal toxicitiy induced by inorganic mercury and cisplatin

Fujihara, M: Anti tumor activity of alginates, Carbohydrate Research 224, s 343–347 (1992)

Guillou, M.: Algen, Econ Verlag 1997

Guiry, M.: Seaweed Resources in Europe: Uses and Potential. Joh Wiley and Sons, Chicester 1991 s. 64 und s. 83–94

Harada, H: Selective antitumor activity in vitro from marine algae from Japan coasts, Biol Pharm Bull May 1997 s. 541–546

Hayashi T. & Hayashi K., et al, Journal of Natural Products 1996, Vol. 59, No. 1, 83-87, American Chemical Society and American Society of Pharmacognosy. Caicium Spirulan, an lnhibitor of Envelpurd Virus Replicalion

Hayashi, K., et al, Phytotherapy Research Vol. 7, 76–80 (1993). An Extract from Spirutioa platensie is a Selective lnhibitor of Herpes Simplex Virus Type 1

Hayashi O., et al, Journal of Nutritional Sciences and Vitaminology, 40, 431–441, 1994. Enhancement of Antibody production in Mice by Spirulina

Heine, H.: Der regelhafte Stoffwechsel ist Grundlage einer Kosmetik von innen – Untersuchungen zur Wirkungsweise eines Algen Komplexes, Natura med 7, 1992

Hills, C.; The secret of spirulina, University of the Trees Press 1980

Hobert, I.: Heilungsgeheimnisse der Aborigines, Peter Erd Verlag 1998

Hobert, I.: Gesundheit selbst gestalten , Scherz Verlag 1993

Hobert, I.: Handbuch der natürlichen Medizin, Ariston Verlag 1997

Jensen, A.:Present and future need for algae and algalproducts, Hydrobiologica 260/61 (1993) s.15

Koiman, A., et al, Toxicology Letters, 48 (1989) 165–169 Elsevier. Radioprotective effect of extract from Spirulina

Lembl, C.: Algae and Human Affairs. Cambridge University press 1988 s. 87–202

Lüning, K.: Meeresbotanik, Thieme Verlag

Lisheng, L., et al, Marine Sciences, Qindao China, N. 5, 1991, p. 33–38. lnhibitive Effect of Spirulina in Tumor- Cells in Mice.

Pang Qishen et al: Acta Genetica Sinica (Chinese Journat of Genetics), V. 15(5) p@ 374–381, 1988. Enhancement of endonuclease Activity and repair DANN Synthesis by Spirulina

Qurtshi, M.A., Kidd M.T., and Ali R.A., Journal of Nutritional Immunology V.3(4) 1995, pages 35–45.

Qureshi, M. A., Ali R. A., Immunophartnacology, Jan. 1996.

Qureshi, M. A., Garlich 1.D., Kidd M.T., Immunopharmacology and Inimunotoxicology, 1996 (submitted), »Dietary Spirulina platensis Enhances Humoral and Cell-mediatod Immune Funetions In Chickens«.

McKeith, Gillian: Miracle Superfood: Wild Blue Green Algae. The nutrient powerhouse that stimulates the immune system, boosts brain power and guards against disease. Keats Publishing 1997

Nayaka, N., et al (1998). »Cholesterol lowering effects of spirulina.« Nutrition Reports International ,Vol. 37,No.6

Ross, E.:The nutritional value of dehydrated blue green algae for poultry. Poultry Science 69, s. 794–800

Switzer, Larry (1982): Spirulina,The Whole Food Revolution.New York: Bantam Books.

Steven Schechter: »Fighting Radiation and Chemical pollutants with foods, herbs and vitamins« 1994

Schmidt,O.J.: Neuere Erkenntnisse über Inhaltsstoffe der Meeresalgen. Chemiker Zeitung 1989

Schmidt, M.: Les Carraghenans.Botanica Marina III(1):17–21

Schimmer, O.: Algen als Arzneimittel. Dt.Apotheker Zeitung 112,(47) s. 1879–1890 (1972)

Schopf, W.: The evolution of earliest cell, Scientific American 1978, s. 84-102

Schwimmer, M: Algae and medicin, Plenum Press New York 1964

Schwimmer, M.: The role of Algae and Plankton in Medicine. Grune and Stratton, New York

Sims, J.: Antimicrobal agents from marine algae. Antimicrobial agents chemoth. 7, 320–321 (1975)

Soeda, S.: Preparation of oversulfated Fucoidan Fragments and evaluation of their antithrombotic activities, Thromosis Research 72, s. 247–256 (1993)

Spoehr, H.: The composition of Chlorella. Effect of environmental conditions. Plant Physiology 24,s. 120–49

Tanaka, Y.: Inhibition of Iron Absorption by Fucoidan. In: Abstracts of the IX International Seaweed Symposium, Santa Barbara 1977, Journal of Phycology 13, Suppl 1977

Takemoto, T.: Pharmazeutische Studien über die Bestandteile von Chondria armata. Japanese Journal of Pharmacy an Chemistry XXXI (8): 30–42

Taylor, A.: Studies of the Biologie and Ecology of Chondrus drispus. Industriel Development Branch Fischers Service. Projekt No 35

Takemoto, T.: Studies on the Hypotensive Constituents of Marine Algae. A new basic Amino Acid »Laminine« and the other Basic Constituents isolated from Laminaria angustata. Yakugaku Zasshi 84

Tatewaki, M.: Culture Studies on the Life History of some Species of the Genus Monostroma. Scientific Papers of the Institute of Algological Research. Fac.of Science. Hokkaido Univ.VI

Tietze, Harald W.: »Back To Nature With Medicinal Herbs«(Video 1984) Australia

Yoshida, M.: Nutritive value of new type of Chlorella for poultry feed. Japanese Poultry Science 19, s. 56–8

Zhang,C.: The effects of a polysaccharide and phycocyanin from Spirulina platensis variety on peripheral blood and hematopoietic system of bone marrow in mice. Second Asia Pacific Conference on Alga Biotechnology 4/1994

Ziegler, R.G. (1989). »A review of epidemiological evidence that carotenoids reduce the risk of cancer.« Journal of Nutrition 119-116-122.

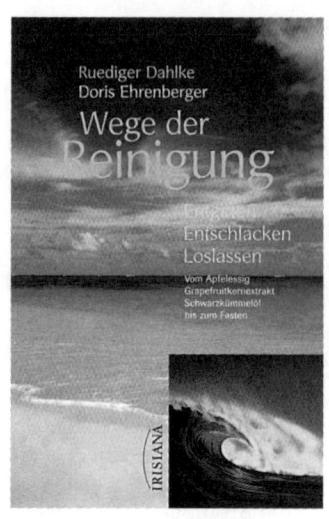

Ruediger Dahlke
Doris Ehrenberger

Wege der Reinigung
Entgiften Entschlacken, Loslassen
Vom Apfelessig, Grapefruitkernextrakt, Schwarzkümmelöl
bis zum Fasten

216 Seiten, Festeinband

Dieses Buch zeigt anschaulich und kritisch die Möglichkeiten auf, mit gängigen Naturheilmitteln sinnvoll zu entgiften und zu entschlacken, wobei stets auch auf die psychische Komponente Bezug genommen wird.
Die Autoren verknüpfen alle Methoden in einzigartiger Weise mit der seelischen Dimension des Loslassens, zeigen deren körperliche und seelische Tragweite auf und erläutern die Chancen, die sich ergeben, wenn Körper und Seele dabei Hand in Hand arbeiten.

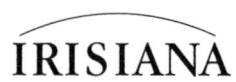

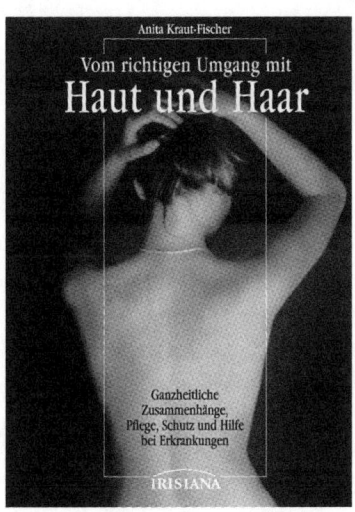

Anita Kraut-Fischer
Vom richtigen Umgang mit Haut und Haar
Ganzheitliche Zusammenhänge, Pflege, Schutz und
Hilfe bei Erkrankungen
Mit einem Vorwort von Ruediger Dahlke
264 Seiten mit Abbildungen, Festeinband

Dem Leser wird auf leicht verständliche Weise ein Grundwissen über die biologischen Vorgänge der Haut vermittelt, wodurch er alle möglichen gesundheitlichen Probleme, wie etwa intensive Sonnenbestrahlung oder allergische Reaktionen, besser verstehen kann. Die Autorin legt besonderen Wert auf eine ganzheitliche Sichtweise, in der die verschiedenen, für die Haut relevanten Aspekte, wie das seelische Befinden, Ernährung und Lebensweise, Kosmetik und Haarpflege, Kleidung und Waschmittel, ausführlich erläutert werden. Ein umfassender, kritischer Ratgeber mit vielen nützlichen Hinweisen, praktischen Therapievorschlägen und naturheilkundlichen Rezepten.

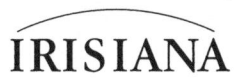